NUTRIÇÃO EM SAÚDE COLETIVA

Guia prático sobre políticas, programas e estratégias

ALINE VERONEZE DE MELLO CESAR

NUTRIÇÃO EM SAÚDE COLETIVA

Guia prático sobre políticas, programas e estratégias

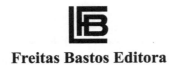

Freitas Bastos Editora

Copyright © 2023 by Aline Veroneze de Mello Cesar

Todos os direitos reservados e protegidos pela Lei 9.610, de 19.2.1998. É proibida a reprodução total ou parcial, por quaisquer meios, bem como a produção de apostilas, sem autorização prévia, por escrito, da Editora. Direitos exclusivos da edição e distribuição em língua portuguesa:
Maria Augusta Delgado Livraria, Distribuidora e Editora

Direção Editorial: Isaac D. Abulafia
Gerência Editorial: Marisol Soto
Diagramação e Capa: Madalena Araújo

Dados Internacionais de Catalogação na Publicação (CIP) de acordo com ISBD

C421n	Cesar, Aline Veroneze de Mello
	Nutrição em Saúde Coletiva: guia prático sobre políticas, programas e estratégias / Aline Veroneze de Mello Cesar. - Rio de Janeiro, RJ : Freitas Bastos, 2023.
	252 p. : 15,5cm x 23cm.
	ISBN: 978-65-5675-343-0
	1. Nutrição. 2. Saúde Coletiva. I. Título.
2023-2744	CDD 613.2
	CDU 613.2

Elaborado por Vagner Rodolfo da Silva - CRB-8/9410

Índice para catálogo sistemático:
1. Nutrição 613.2
2. Nutrição 613.2

Freitas Bastos Editora
atendimento@freitasbastos.com
www.freitasbastos.com

Este livro é dedicado à Deus, o autor da vida e quem guia meus passos, tudo é para Ele. Ao meu marido, Wallace, que me motiva e me inspira todos os dias. Aos meus pais, Patricia e Carlos, que me ensinaram a trabalhar com dedicação, excelência e a persistir nos meus sonhos.

APRESENTAÇÃO

As informações sobre políticas públicas, programas governamentais e estratégias ainda que estejam disponíveis, nem sempre estão de forma agrupada, respeitando a cronologia dos eventos, além de muitas vezes apresentarem uma linguagem de difícil compreensão.

Dessa forma, o livro *Nutrição em Saúde Coletiva: Guia prático sobre políticas, programas e estratégias* nasce com o objetivo de apoiar de forma rápida, prática e didática, os estudantes da área de Ciências da Saúde e Ciências Sociais em formação, bem como nutricionistas já formados e outros profissionais de saúde, administradores, gestores públicos e demais interessados nesta vertente ou campo de conhecimento denominado "Políticas de Alimentação e Nutrição", dentro da área de Nutrição em Saúde Coletiva.

O volume apresenta 10 capítulos, incluindo tópicos com conteúdo relevante e de qualidade baseados nas evidências científicas mais atuais. Ao longo dos capítulos, você irá se deparar com recursos como: "**Principais tópicos do Capítulo**", "**Conceitos e definições**" e "**Para concluir e refletir**", para associação aos conteúdos a serem estudados, além de suporte para aprofundar a compreensão de cada assunto abordado.

Desejo uma excelente leitura!

ALINE VERONEZE DE MELLO CESAR
Professora Doutora em Nutrição em Saúde Pública

LISTA DE FIGURAS

Figura 1	Representação dos conceitos de igualdade e equidade.	29
Figura 2	Modelo de Dahlgren e Whitehead (1991): influência em camadas.	31
Figura 3	Ciclo das Políticas Públicas.	44
Figura 4	Ciclo das Políticas Públicas no contexto do Programa Bolsa Família.	45
Figura 5	Linha do Tempo das Políticas Públicas no campo da Alimentação e Nutrição.	49
Figura 6	Pesquisa Nacional por Amostra de Domicílios Contínua (PNAD 2012-2021).	53
Figura 7	Classificação NOVA dos alimentos (exemplo: Abacaxi).	57
Figura 8	Representação gráfica das dimensões do DHAA.	65
Figura 9	Escala Brasileira de Insegurança Alimentar (EBIA) original.	77
Figura 10	Classificação e pontos de corte da Escala Brasileira de Insegurança Alimentar (EBIA).	78
Figura 11	Escala Brasileira de Insegurança Alimentar (EBIA) com 8 perguntas.	79
Figura 12	Classificação e pontos de corte da Escala Brasileira de Insegurança Alimentar (EBIA) de oito itens.	80
Figura 13	Triagem para Risco de Insegurança Alimentar (TRIA).	82
Figura 14	Mapa das áreas alimentares do Brasil, propostas por Josué de Castro.	96
Figura 15	Painel das dimensões e temas contemplados na POF.	100
Figura 16	Descrição dos módulos dos questionários da Pesquisa Nacional de Saúde (PNS), Brasil, 2013 e 2019.	111

Figura 17	Recomendações para uso do sachê da Estratégia NutriSUS.	137
Figura 18	Ficha dos marcadores de consumo alimentar do SISVAN	142
Figura 19	Recorte do MOPS, para um restaurante popular localizado no bairro do Bom Retiro (SP), Estado de São Paulo	162
Figura 20	Objetivos e atividades de um banco de alimentos	164
Figura 21	Cadeia de produção e abastecimento de alimentos	164
Figura 22	Dimensões dos Sistemas Alimentares	192
Figura 23	Modelo de tabela de informação nutricional.	203
Figura 24	Modelo de declaração na rotulagem nutricional frontal.	204
Figura 25	Princípios estabelecidos para ações de EAN. Princípios e Práticas para Educação Alimentar e Nutricional.	215
Figura 26	Exemplo de instrumento para o planejamento para atividades de EAN.	217
Figura 27	Exemplo de representações gráficas do guia alimentar dos Estados Unidos, *My Pyramid e My plate*.	220
Figura 28	Capas do Guia Alimentar para a População Brasileira 1ª edição, 1ª e 2ª reimpressão. BRASIL, 2008 e 2013.	221
Figura 29	Capas do Guia Alimentar para a População Brasileira 2ª edição versão completa e versão resumida. BRASIL, 2014.	225
Figura 30	Representação gráfica de um triângulo invertido do guia alimentar belga.	227
Figura 31	Capas do Guia Alimentar para a População Brasileira 1ª edição, 1ª e 2ª reimpressão. BRASIL, 2008 e 2013.	229
Figura 32	Pirâmide alimentar para menores de 2 anos. BRASIL, 2010.	229
Figura 33	Capas do Guia Alimentar para Crianças Brasileiras menores de 2 anos versão completa (esquerda) e versão resumida (direita). BRASIL, 2019 e 2021.	232

LISTA DE QUADROS

Quadro 1	Desafios e diretrizes II PLANSAN. Brasil, 2016-2019 (BRASIL, 2016).	74
Quadro 2	Princípios aplicados à PNAN.	122
Quadro 3	Conduta de suplementação do PNSVA.	134
Quadro 4	Conduta de suplementação do PNSF.	135
Quadro 5	Composição do sachê da Estratégia NutriSUS.	136
Quadro 6	Categorias e orientações quanto à aceitação dos diferentes tipos de alimentos pelo Banco de Alimentos.	165
Quadro 7	Parâmetros nutricionais para a alimentação do trabalhador.	168
Quadro 8	Principais mudanças na rotulagem brasileira.	201
Quadro 9	Quantidades de açúcares adicionados, gordura saturada e sódio preconizadas pela nova legislação.	204
Quadro 10	Subáreas, segmentos e subsegmentos de atuação do nutricionista, conforme Resolução do Conselho Federal de Nutricionista (CFN) nº 600.	238
Quadro 11	Modalidade das equipes multiprofissionais e suas respectivas categorias profissionais fixas.	246

SUMÁRIO

INTRODUÇÃO 17
    Referências Bibliográficas 19

CAPÍTULO 1
DA REFORMA SANITÁRIA AO SISTEMA ÚNICO DE SAÚDE (SUS) 21

1.1   Histórico da Atenção Nutricional no Brasil 22
1.2   A Reforma Sanitária 25
1.3   Determinantes Sociais da Saúde 27
1.4   O Sistema Único de Saúde 33
        Referências Bibliográficas 38

CAPÍTULO 2
CONTE-ME SOBRE A HISTÓRIA DAS POLÍTICAS DE ALIMENTAÇÃO E NUTRIÇÃO NO BRASIL 41

2.1   Introdução às Políticas Públicas 42
2.2   Linha do tempo das Políticas Públicas e Programas em Alimentação e Nutrição 47
2.3   Transição Epidemiológica, demográfica e nutricional 51
        Referências Bibliográficas 60

CAPÍTULO 3
A SEGURANÇA ALIMENTAR E NUTRICIONAL NO BRASIL 63

3.1 Direito Humano à Alimentação Adequada (DHAA) ..64
3.2 Política Nacional de Segurança Alimentar e Nutricional (PNSAN)..67
Referências Bibliográficas 83

CAPÍTULO 4
PESQUISAS: PRINCIPAIS INQUÉRITOS RELACIONADOS À ALIMENTAÇÃO E NUTRIÇÃO ...87

4.1 Inquéritos de Saúde 88
4.2 Josué de Castro e a Geografia da Fome....................92
4.3 Estudo Nacional de Despesa Familiar (ENDEF) 96
4.4 Pesquisa de Orçamentos Familiares (POF)...............98
4.5 Pesquisa Nacional de Demografia e Saúde (PNDS)...102
4.6 Pesquisa Nacional sobre Saúde e Nutrição (PNSN) ..103
4.7 Pesquisa Nacional por Amostra de Domicílios (PNAD)..105
4.8 Vigilância de Fatores de Risco e Proteção para Doenças Crônicas por Inquérito Telefônico (VIGITEL) .107
4.9 Pesquisa Nacional de Saúde (PNS) 110
4.10 Estudo Nacional de Alimentação e Nutrição Infantil (ENANI) 112
Referências Bibliográficas 114

CAPÍTULO 5
POLÍTICA NACIONAL DE ALIMENTAÇÃO E NUTRIÇÃO (PNAN) 119

5.1 Desnutrição e Programas de Transferência Condicionada de Renda: o Programa Bolsa Família ...127
5.2 Carências de micronutrientes 130
5.3 Sobrepeso e Obesidade..138
5.4 Vigilância Alimentar e Nutricional (VAN)................139
   Referências Bibliográficas 143

CAPÍTULO 6
PROGRAMAS NACIONAIS DE ALIMENTAÇÃO E NUTRIÇÃO 149

6.1 Programa Nacional de Alimentação Escolar (PNAE) ..150
6.2 Programa de Aquisição de Alimentos (PAA).............156
6.3 Programas de acesso à alimentação e os equipamentos públicos de segurança alimentar e nutricional..160
6.4 Programa de Alimentação do Trabalhador (PAT)......167
   Referências Bibliográficas 170

CAPÍTULO 7
PRINCIPAIS ESTRATÉGIAS EM ALIMENTAÇÃO E NUTRIÇÃO 175

7.1 Estratégia Global em Alimentação Saudável, Atividade Física e Saúde...176
7.2 Estratégia Amamenta e Alimenta Brasil (EAAB).......178
7.3 Estratégia de Prevenção e Atenção à Obesidade Infantil..180
   Referências Bibliográficas 183

CAPÍTULO 8
PROMOÇÃO DA SAÚDE E DE SISTEMAS ALIMENTARES ADEQUADOS E SAUDÁVEIS............187

8.1 Publicidade e propaganda de alimentos....................193
8.2 Regulação da comercialização de alimentos em escolas..196
8.3 Rotulagem nutricional obrigatória............................198
8.4 Tributação de alimentos ultraprocessados: as bebidas açucaradas..205
Referências Bibliográficas..208

CAPÍTULO 9
EDUCAÇÃO ALIMENTAR E NUTRICIONAL (EAN)...213

9.1 Educação Alimentar e Nutricional (EAN)................214
9.2 Guias alimentares..217
Referências Bibliográficas..234

CAPÍTULO 10
O NUTRICIONISTA NA SAÚDE COLETIVA................237

10.1 Interfaces da Nutrição em Saúde Coletiva...............240
10.2 Política Nacional de Atenção Básica (PNAB) e Estratégia Saúde da Família (ESF)............................242
Referências Bibliográficas..248

CONSIDERAÇÕES FINAIS..251

INTRODUÇÃO

Segundo dados da *World Obesity Federation (WOF)*, publicados por meio do Atlas Mundial da Obesidade em 2023, temos mais de 2,6 bilhões da população mundial (indivíduos acima de 5 anos) com sobrepeso ou obesidade (LOBSTEIN *et al.*, 2023). Estima-se que, em 2035, estes números saltem para 4 bilhões, o que significa metade da população mundial com excesso de peso (LOBSTEIN *et al.*, 2023). Em termos de impacto econômico, os US$ 1,96 trilhão já gastos em 2020 com a saúde para o tratamento desta condição, subirão para mais de US$ 4 trilhões em 2035[1]. Projeções da *NCD Risk Factor Collaboration* mostram que no Brasil, os adultos obesos representarão 41% da população em 2035, patamar considerado extremamente alto (LOBSTEIN *et al.*, 2023).

Quanto à obesidade, tem-se como principais causas: preferências dietéticas voltadas aos alimentos ultraprocessados; maiores níveis de comportamento sedentário (atividades que não demandam gasto energético); políticas públicas enfraquecidas no controle do fornecimento de alimentos e sua comercialização; e serviços de saúde com poucos recursos para auxiliar no controle de peso e na educação sanitária da população (LOBSTEIN *et al.*, 2023).

Pensando no aspecto "Alimentação e Nutrição", destacado como uma das principais causas da obesidade, também podemos destacar os ambientes alimentares e sistemas alimentares que não garantem a Segurança Alimentar e Nutricional (SAN) e não permitem o acesso equitativo a alimentação adequada e saudável, estimulando o consumo de ultraprocessados, contribuindo ainda, para degradação do meio ambiente devido a sua forma de produção repleta de embalagens e processos (SANTOS; TORRES, 2022).

Cabe o destaque de que boa parte de atividade econômica do Brasil está relacionada ao sistema agroalimentar, que, portanto, reflete no desenvolvimento econômico (SANTOS; TORRES, 2022). Ainda que as tecnologias sejam importantes para este desenvolvimento na produção de alimentos, não se pode excluir a produção proveniente da agricultura familiar e da agricultura de subsistência, visando a SAN e estimulando o consumo de alimentos *in natura* (SANTOS; TORRES, 2022).

Neste sentido, em 2019, o relatório da Comissão *Lancet* sobre a Sindemia Global já alertava sobre a coexistência de três pandemias: obesidade, desnutrição e mudanças climáticas, com a necessidade de combater este fenômeno estritamente relacionado aos sistemas alimentares, considerando que as mudanças climáticas aumentam a situação de Insegurança Alimentar (IA), ainda muito prevalente no Brasil, tendo em vista que 33,1 milhões de pessoas estão em situação de IA grave, ou seja, com comprometimento da qualidade e redução da quantidade de alimentos, podendo ainda incluir a experiência de fome (IDEC, 2019; BRASIL, 2022; BRASIL, 2023).

Neste aspecto que entram as políticas públicas, programas e estratégias, no âmbito da Alimentação e Nutrição, que devem ser formuladas e implementadas para conter o avanço deste preocupante cenário, promovendo o acesso físico e econômico regular e permanente, em qualidade e quantidade suficiente, considerando os determinantes sociais da saúde e o consumo de alimentos saudáveis para a população mais vulnerável, contribuído para o crescimento econômico e equidade social (IDEC, 2019; BRASIL, 2022; SANTOS; TORRES, 2022; BRASIL, 2023; LOBSTEIN *et al.*, 2023).

REFERÊNCIAS BIBLIOGRÁFICAS

BRASIL. II Inquérito Nacional sobre Insegurança Alimentar no Contexto da Pandemia da COVID-19 no Brasil [livro eletrônico]: II **VIGISAN**: relatório final/ Rede Brasileira de Pesquisa em Soberania e Segurança Alimentar – PENSSAN. São Paulo, SP: Fundação Friedrich Ebert: Rede PENSSAN, 2022.

BRASIL. **Insegurança Alimentar e Nutricional: Sobre a Falta de acesso regular e permanente a alimentos de qualidade, em quantidade suficiente para uma vida saudável.** Disponível em: https://www.gov.br/saude/pt-br/assuntos/saude-brasil/glossario/inseguranca-alimentar-e-nutricional#:~:text=A%20Ebia%20classifica%20os%20domic%C3%ADlios,Moderada%20ou%20Inseguran%C3%A7a%20Alimentar%20Grave. Acesso em 01 abr. 2023.

IDEC. **A Sindemia global da obesidade, desnutrição e mudanças climáticas — relatório da Comissão The Lancet**. Jan. 2019. Disponível em: https://alimentandopoliticas.org.br/wp-content/uploads/2019/08/idec-the_lancet-sumario_executivo-baixa.pdf Acesso em 02 mar. 2023.

LOBSTEIN, T. et al. **World Obesity Atlas 2023.** World Obesity Federation: United Kingdom, 2023.

SANTOS, T. T. B.; TORRES, R. L. Políticas públicas de segurança alimentar e nutricional e a promoção do desenvolvimento inclusivo. **COLÓQUIO-Revista do Desenvolvimento Regional**, v. 19, n. Edição Especial 1 (SOBER), março, p. 208-228, 2022.

CAPÍTULO 1
DA REFORMA SANITÁRIA AO SISTEMA ÚNICO DE SAÚDE (SUS)

Principais Tópicos do Capítulo

- Josué de Castro foi o pioneiro ao falar sobre a fome e desnutrição em um contexto social e não meramente biológico;
- A alimentação se destaca entre os fatores de influência sobre a saúde, que por sua vez, sofre influência de determinantes sociais;
- Diversos eventos políticos e movimentos sociais impulsionaram as ações na área de Nutrição em Saúde Coletiva e moldaram a Atenção Básica no Brasil;
- A Reforma Sanitária e as ações em "Alimentação e Nutrição", enquanto área temática do Ministério da Saúde, foram fundamentais para implementação do Sistema Único de Saúde (SUS).

Antes de nos debruçarmos efetivamente nas políticas, programas e estratégias em Nutrição em Saúde Coletiva, precisamos compreender marcos muito importantes que as nortearam.

1.1 HISTÓRICO DA ATENÇÃO NUTRICIONAL NO BRASIL

Primeiramente, a atenção nutricional como conhecemos hoje no Brasil, foi impulsionada por um conjunto de eventos, sendo eles (VASCONCELOS, 2005; BRASIL, 2013):

- 1930-1963: Emergência das políticas sociais relacionadas a área de alimentação e nutrição, tendo em vista que a fome acompanhava a rápida urbanização e industrialização brasileira;
- 1964-1984: Tentativas de incorporação das técnicas de planejamento nutricional e econômicas;
- 1985-2003: Lutas pela redemocratização do país que perpassaram o perfil nutricional da população, caracterizado pela fome e na má alimentação, representando um grande problema de saúde pública para a população brasileira já desde a década de 1930.

A construção de programas e ações vinculados à Política Nacional de Alimentação e Nutrição (PNAN) brasileira, operacionalizados atualmente, foi baseada nessa perspectiva histórica, social e política.

Conceitos e Definições

Política Nacional de Alimentação e Nutrição (PNAN): é uma política pública instituída em 1999, alterada em 2011, estabelecida para efetivar às ações de alimentação e nutrição no SUS, por meio da promoção de práticas alimentares adequadas e saudáveis, a vigilância alimentar e nutricional, a prevenção e o cuidado integral dos agravos relacionados à alimentação e à nutrição (BRASIL, 2013).

As primeiras ações nesta área de conhecimento foram vinculadas à década de 1930, com um destaque especial a Josué Apolônio de Castro, médico que se debruçou em buscar medidas contra a fome que prevalecia no país. Ele propôs um Inquérito Sobre as Condições de Vida das Classes Operárias no Recife objetivando avaliar "as condições de vida das classes operárias", que demonstrou *déficit* calórico e de nutrientes (vitaminas e minerais) na dieta da população estudada, além de observar alta mortalidade e baixa expectativa de vida (VASCONCELOS, 2005; BATISTA FILHO, 2008; BRASIL, 2013). Este inquérito, anos a seguir, serviu como uma das bases para formulação do salário-mínimo (por meio do Decreto Lei nº 2.162, de 1º de maio de 1940) (BRASIL, 1940).

Em 1946, Josué de Castro lança um extraordinário livro denominado "Geografia da fome" que condicionava a fome e má nutrição não apenas a uma questão meramente biológica, mas também às questões sociais, tais como a distribuição de renda e a aspectos econômicos, além de defender ações sociais coletivas e individuais concomitantes à implementação gradual de políticas públicas de Segurança Alimentar e Nutricional (SAN). Dada tamanha relevância, esta obra foi traduzida para 25 línguas (BATISTA FILHO, 2008).

Tanto este inquérito realizado, quanto a obra "Geografia da fome", foram fundamentais para auxiliar nas questões mais urgentes do período que destacamos como "Emergência das políticas sociais relacionadas ao tema" de 1930 até 1963, ou seja, época caracterizada pelo expressivo número de indivíduos com doenças nutricionais relacionadas à miséria, à pobreza e à baixa renda, representadas pela desnutrição energético-proteica e carências nutricionais, especialmente de vitamina A (hipovitaminose A), ferro (anemia ferropriva) e iodo (bócio) (VASCONCELOS, 2005; BATISTA FILHO, 2008).

Entre 1968 e 1974, a época de "Tentativas de incorporação das técnicas de planejamento nutricional e econômicas", o Brasil teve um período conhecido como "milagre brasileiro", em que se observou crescimento econômico (VASCONCELOS, 2005). Este crescimento econômico foi acompanhado pelo planejamento nutricional, traduzido na criação do Instituto Nacional de Alimentação e Nutrição (INAN – 1972) e, em 1973, na instituição do I Programa Nacional de Alimentação e Nutrição (I PRONAN), voltados a oferta de programas de suplementação, racionalização de comercialização e produção de alimentos e atividades de complementação e apoio (VASCONCELOS, 2005).

Até então, os órgãos responsáveis conduziram programas assistencialistas, nos quais a distribuição de alimentos a grupos vulneráveis era o fio condutor da agenda política proposta, focando no problema da fome e não em sua causa (VASCONCELOS, 2005). Os programas sociais, portanto, tiveram um resultado bem aquém do esperado quando se comparados a real perspectiva que deveria ser efetivamente abordada, isto é, a principal causa da fome: **pobreza**.

A redução dos efeitos da pobreza, por meio de mudanças positivas na condição das famílias, em termos de saneamento básico, aumento de renda, acesso aos serviços de saúde, por exemplo, precisava estar alinhada à distribuição de alimentos para resolução da desnutrição (VASCONCELOS, 2005). Somente a partir do período destacado como "Lutas pela redemocratização do país" (1985-2003) que se começam a pensar em programas de transferência de renda, caracterizados como um caminho rumo ao declínio da desnutrição (VASCONCELOS, 2005).

Ainda, temos mais alguns marcos importantes até a criação do Sistema Único de Saúde (SUS), mas é importante ressaltar que os processos e eventos sociais e políticos, sem sombra de dúvidas, moldaram a atenção nutricional até sua configuração atual, cabendo destacar que sua estruturação não é estática, vai se alterando conforme as mudanças nas demandas da sociedade e aos cuidados nutricionais necessários em cada período.

1.2 A REFORMA SANITÁRIA

Outro importante marco, foi o "Movimento Reforma Sanitária ou Movimento Sanitário". Para contextualizar a época, além dos problemas apontados anteriormente (**Capítulo 1.1**), nos deparamos com uma crítica situação econômica na saúde, devido a perpetuação de uma crise de recursos e enfraquecimento da capacidade de ação do Ministério da Saúde (COHN, 1989). A título de exemplo, tivemos uma queda da participação da saúde, em relação ao orçamento total da União de 2,21% para 1,40%, entre 1968 e 1972, o que fortaleceu a necessidade de propostas de novos modelos de políticas sociais (COHN, 1989).

Neste sentido, o Movimento Sanitário teve como tema a "Saúde e Democracia", estruturando-se, inicialmente, como um movimento de oposição ao governo militar, em meados da década de 1970 (COHN, 1989). Com a posterior ampliação deste movimento, ele passa a ser difundido não somente como um movimento de oposição política, mas social e estudantil aliado às universidades, movimentos sindicais e experiências regionais de organização de serviços, devido às crises como a exemplo, anteriormente destacadas (ESCOREL, 1999).

Os atores sociais envolvidos, tais como, profissionais da saúde e pessoas vinculadas ao setor, compartilhavam um referencial médico-social na abordagem dos problemas de saúde e que, por meio de determinadas práticas políticas, ideológicas e teóricas, buscavam ações que pudessem melhorar condições de saúde, racionalizar os gastos com saúde, atenção à saúde e a democratização da saúde à população marginalizada que não contribuía diretamente com a Previdência Social, abarcando três vertentes principais (COHN, 1989; ESCOREL, 1999):

- Movimento estudantil e o Centro Brasileiro de Estudos de Saúde (Cebes – 1976) – debates sobre a saúde comunitária e a teoria da medicina social;
- Movimento de Médicos Residentes e de Renovação Médica – atuação política no mercado de trabalho;
- Profissionais das áreas de docência e pesquisa das universidades – marco teórico e ideológico.

A terceira vertente, ou seja, os profissionais das áreas de docência e pesquisa das universidades – fundamentadas em um marco teórico e ideológico – é dada como aquela que originou o movimento sanitário, sendo base de consolidação para a sua manutenção e o suporte teórico às propostas transformadoras (COHN, 1989; ESCOREL, 1999; PAIVA; TEIXEIRA, 2014).

Ao final de década de 1970, o movimento sanitário estava consolidado e fortemente organizado, e é neste período, que ocorre a criação da Associação Brasileira de Pós-graduação em Saúde Coletiva (ABRASCO) que altera a nomenclatura da área de "Medicina Social" para "Saúde Coletiva", como conhecemos hoje (COHN, 1989; ESCOREL, 1999). No início dos anos de 1980, o movimento foi se ampliando e estabelecendo alianças com outros movimentos, objetivando a democratização do país e novas iniciativas que possibilitariam mais visibilidade aos temas de saúde (ESCOREL, 1999; PAIVA; TEIXEIRA, 2014).

Dada tamanha importância, sua abrangência e participação de diversos atores sociais e os esforços decorrentes do "Movimento Sanitário ou Reforma Sanitária", no sentido a transformar a saúde pública no Brasil, sua consolidação foi fundamental na instituição do princípio do direito à saúde e a criação do Sistema Único de Saúde (SUS), um sistema público, universal e descentralizado de saúde (PAIVA; TEIXEIRA, 2014).

1.3 DETERMINANTES SOCIAIS DA SAÚDE

Concomitantemente às discussões acerca da fome no Brasil, dirigidas por Josué de Castro, e os movimentos em busca da "Saúde e Democracia", pauta da Reforma Sanitária, também surgem novos questionamentos acerca da fome no mundo devido à crise do capitalismo mundial e consequente crise de alimentos.

Em linha com a ampliação de conceito de saúde, já preconizado pela Organização Mundial da Saúde (OMS), em 1947, ela passa a ser entendida de forma mais abrangente como *"um estado de completo bem-estar físico, mental e social e não apenas a ausência de doença ou enfermidade"*. (ORGANIZAÇÃO MUNDIAL DA SAÚDE, 1978; SEGRE; FERRAZ, 1997). Ainda que na atualidade, existam discussões sobre este alcance ser ou não uma utopia, somado a sua subjetividade, não houve atualização e permanece sendo utilizado (BATISTELLA *et al.*, 2007).

Conceitos e Definições

Saúde: "A saúde é o estado de completo bem-estar físico, mental e social, e não simplesmente a ausência de doença ou enfermidade – é um direito humano fundamental, e que a consecução do mais alto nível possível de saúde é a mais importante meta social mundial, cuja realização requer a ação de muitos outros setores sociais e econômicos, além do setor da saúde" (ORGANIZAÇÃO MUNDIAL DA SAÚDE, 1978; SEGRE; FERRAZ, 1997).

Em 1978, na Conferência de Alma-Ata, que possuía o lema "Saúde para todos" até o ano 2000, realizada com o intuito de expressar a necessidade de todos os governos em promover a saúde para todos, em sua "Declaração de Alma-Ata", reforça as limitações das intervenções em saúde, bem como o conceito de saúde (ORGANIZAÇÃO MUNDIAL DA SAÚDE, 1978).

Aqui, portanto, temos o marco para o início de mais uma importante discussão: os Determinantes Sociais da Saúde (DSS), ou seja, teorias explicativas da relação entre as condições sociais influenciando diretamente questões de saúde e bem-estar de uma população (BUSS; PELLEGRINI FILHO, 2006). Os estudos que se concentraram nesta temática investigaram as iniquidades de saúde entre grupos populacionais, as quais se referem às desigualdades sociais desnecessárias, evitáveis e injustas que podem ser encontradas nas condições de trabalho e emprego, condições de moradia e da comunidade, condições ambientais, estilo de vida, e, de maneira geral, na participação desigual aos benefícios da sociedade (BUSS; PELLEGRINI FILHO, 2006[a]; BUSS; PELLEGRINI FILHO, 2006[b]).

Podemos exemplificar as iniquidades relacionadas à região de moradia e à escolaridade, como: a existência da probabilidade cinco vezes maior de uma criança morrer antes de alcançar um ano por residir na região Nordeste e não no Sudeste. Ainda, a chance de uma criança morrer antes de chegar aos cinco anos de idade ser três vezes maior pelo fato de sua mãe ter quatro anos de estudo (COMISSÃO NACIONAL SOBRE DETERMINANTES SOCIAIS DA SAÚDE, 2008).

Falando em desigualdades, em um mundo ideal, gostaríamos que não existissem estas barreiras para as diferentes conquistas e até mesmo para fazer valer um direito. Mas, infelizmente, a realidade nos impõe a busca pela redução das iniquidades de modo a se alcançar a equidade, principalmente no contexto de desigualdade em que vivemos no Brasil. Para ilustrar a diferença entre equidade e igualdade, valores essenciais para a construção de políticas públicas, observem a imagem abaixo (**Figura 1**), na imagem à esquerda, temos representada a "Igualdade" e na imagem à direita, temos representada a "Equidade".

Figura 1 – Representação dos conceitos de igualdade e equidade.

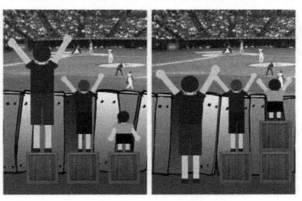

Ilustração: Craig Froehle, da Universidade de Cincinnati

Pode ser que você até já tenha se deparado com ela, mas sabe o que podemos concluir ao analisá-la? Ao assistir uma partida de futebol americano, todos recebem exatamente o mesmo caixote de madeira, no entanto, observamos que os torcedores possuem estaturas distintas, o que não permite a mesma visualização de todos a partida. Isto representa a igualdade, em que não há diferença quantitativa no objeto oferecido aos torcedores, todos recebem igualmente. Por outro lado, na segunda imagem, observamos que o primeiro indivíduo não recebe caixote, o segundo, recebe um e o terceiro, três, compatibilizando as distintas estaturas e possibilitando a mesma visualização entre todos. Aqui, já temos representada a noção de equidade, em que temos uma adaptação à "regra original" para aplicarmos o critério de justiça, dando consequentemente, igualdade de direitos (igualdade + justiça social) (VIEIRA-DA-SILVA; ALMEIDA FILHO, 2009).

Voltando aos modelos teórico-conceituais dos DSS, que surgem a partir da década de 1990, o primeiro, proposto por *Dahlgren e Whitehead* (**Figura 2**), organiza os DSS em camadas que vão desde os fatores proximais, nos quais estão as características individuais (como idade, sexo e fatores hereditários), até os mais distais, denominados macro determinantes (como as condições socioeconômicas, culturais e ambientais gerais), sendo este modelo o mais estudado e referenciado no Brasil de forma a explicar esta determinação social (DAHLGREN; WHITEHEAD, 1991; CEBALLOS, 2015).

Figura 2 – Modelo de Dahlgren e Whitehead (1991): influência em camadas.

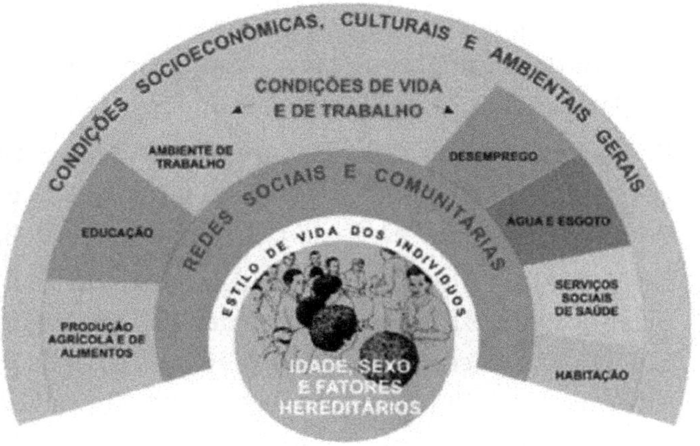

Extraído de: PELLEGRINI FILHO, 2011

Com o reforço mencionado, previamente, de que os DSS são importantes ferramentas na busca pela equidade, além de buscar superar os atuais desafios da Saúde Coletiva, *Wilkinson e Marmot* (2003) dividiram os determinantes sociais em categorias: Gradiente social, Estresse, Infância, Rede social x exclusão social, Trabalho x desemprego, Suporte social e Comportamentos ou escolhas pessoais (DAHLGREN; WHITEHEAD, 1991; CEBALLOS, 2015).

Anos depois, por recomendação da Organização Mundial da Saúde (OMS), em 2008, foi criada a Comissão Nacional sobre Determinantes Sociais da Saúde (CNDSS), com o objetivo principal de entender e enfrentar de forma mais efetiva as causas sociais das doenças e mortes na população (COMISSÃO NACIONAL SOBRE DETERMINANTES SOCIAIS DA SAÚDE, 2008). Esta comissão definiu que os DSS são fatores sociais, econômicos, culturais, étnicos/raciais, psicológicos e comportamentais que influenciam a ocorrência de problemas de saúde e seus fatores de risco na população, tendo como linhas de atuação:

- Produzir conhecimentos e informações sobre as relações entre os determinantes sociais e a situação de saúde, particularmente as iniquidades de saúde;
- Promover e avaliar políticas, programas e intervenções governamentais e não-governamentais realizadas em nível local, regional e nacional relacionadas aos DSS;
- Atuar junto a diversos setores da sociedade civil para promover uma tomada de consciência sobre a importância das relações entre saúde e condições de vida e sobre as possibilidades de atuação para diminuição das iniquidades de saúde.

Como uma nova proposta de modelo, trazida pela CNDSS e realizada por Solar e Irwin (2010), observa-se uma nova configuração nos DSS, por meio de uma divisão entre determinantes, sendo classificados em estruturais e intermediários. Os determinantes estruturais são também chamados de "fatores sociais determinantes das desigualdades na saúde", pois são responsáveis por gerar mais iniquidades, tendo em vista que geram estratificação social e configuram o acesso a recursos por meio da educação, ocupação e da renda. Em sequência, os determinantes estruturais, também acabam por configurar os determinantes intermediários, ou seja, as circunstâncias materiais, fatores comportamentais e biológicos, coesão social e fatores psicossociais (SOLAR; IRWIN, 2010).

E você já deve estar se perguntando, mas como a Alimentação e Nutrição se encaixam entre os DSS? É importante ressaltar que a alimentação se destaca entre os fatores de influência sobre a saúde, que por sua vez, são influenciados por determinantes sociais da saúde, uma vez que seu acesso e qualidade são resultantes de todos estes fatores socioeconômicos, comportamentais e culturais (COMISSÃO NACIONAL SOBRE DETERMINANTES SOCIAIS DA SAÚDE, 2008; VASCONCELOS; BATISTA FILHO, 2011).

Retrato este, marcado pela desigualdade social que encontramos no Brasil e o panorama epidemiológico, em que temos a coexistência de doenças carenciais e, por outro lado, as Doenças Crônicas Não Transmissíveis (DCNTs) com destaque as doenças cardiovasculares, obesidade, diabetes *mellitus* e câncer, por exemplo (VASCONCELOS; BATISTA FILHO, 2011). As populações, por exemplo, indígenas, quilombolas, assentamentos, ribeirinhos são aquelas em maior vulnerabilidade social, que quando associadas ao menor nível econômico e educacional e, muitas das vezes, apresentam uma alimentação de pior qualidade devido a uma variedade de fatores que levam a escolhas de alimentos com menor valor nutricional, o que contribui cada vez mais para estas iniquidades em saúde.

1.4　O SISTEMA ÚNICO DE SAÚDE

A compreensão dos DSS e todos os marcos mencionados previamente contribuíram para o estabelecimento do SUS, incluindo a área de alimentação e nutrição como área temática do Ministério da Saúde. A sua concretização foi marcada pela realização da VIII Conferência Nacional de Saúde (CNS), em 1986, na qual foram estabelecidas as bases para a reestruturação do sistema de saúde brasileiro (MINAYO, 2008). É mais um símbolo representativo da luta pela universalização do sistema de saúde e pela implantação de políticas públicas em defesa da vida, tornando a saúde um direito permanente. Esta marcante Conferência gerou relatório final com (MINAYO, 2008; ROSÁRIO; BAPTISTA; MATTA, 2020):

- A aprovação da unificação do sistema de saúde;
- Conceito ampliado de saúde;
- Direito de cidadania e dever do Estado e a elaboração de novas bases financeiras do sistema – financiamento e a criação de instâncias institucionais – participação social.

No ano seguinte, em julho de 1987, foi aprovada a criação dos Sistemas Unificados e Descentralizados de Saúde (SUDS), uma estratégia transitória ao Sistema Único de Saúde (SUS), que propôs a transferência dos serviços do Instituto Nacional de Assistência Médica da Previdência Social (INAMPS) para estados e municípios, com um gestor único de saúde em cada esfera de governo e a transferência para os níveis descentralizados dos instrumentos de controle sobre o setor privado (PAIVA; TEIXEIRA, 2014).

Paralelamente, também foram constituídas a Comissão Nacional da Reforma Sanitária, composta pelo governo e sociedade civil, encarregada de elaborar a proposta constitucional para o capítulo de saúde, assim como a Plenária Nacional de Saúde, composta por entidades representativas dos movimentos popular, sindical, profissionais de saúde, partidos políticos e academia (**Capítulo 1.2**) (ESCOREL, 1999; PAIVA; TEIXEIRA, 2014).

Com estes avanços, em 1988, a nova Constituição Brasileira instituída pela Assembleia Nacional Constituinte, que incluía pela primeira vez, uma seção sobre a Saúde – cláusula pétrea, ou seja, não pode ser alterada, nem mesmo por Proposta de Emenda à Constituição (PEC) (BRASIL, 1988). Esta seção sobre Saúde incorporou, conceitos e propostas da VIII Conferência Nacional de Saúde, anteriormente, já sugeridas durante o movimento da Reforma Sanitária (BRASIL, 1988; MINAYO, 2008; ROSÁRIO; BAPTISTA; MATTA, 2020).

Dessa forma, a criação do SUS deu-se com a promulgação da Constituição Federal do Brasil em 1988 (BRASIL, 1988;

MINAYO, 2008; ROSÁRIO; BAPTISTA; MATTA, 2020). Em seu artigo 196, diz que a saúde é (BRASIL, 1988): "*direito de todos e dever do Estado, garantido mediante políticas sociais e econômicas que visem à redução do risco de doença e de outros agravos e ao acesso universal e igualitário às ações e serviços para a promoção, proteção e recuperação*". Este é o princípio que norteia o SUS.

No entanto, apesar de ter sido criado pela Constituição de 1988 (BRASIL, 1988), o SUS foi regulamentado somente em 1990 pelas Leis nº 8.080/90 e 8.142/90:

> "*O SUS é um sistema, ou seja, é formado por várias instituições dos três níveis de governo (União, Estados e Municípios), e pelo setor privado contratado e conveniado, como se fosse um mesmo corpo. Assim, o serviço privado, quando é contratado pelo SUS, deve atuar como se fosse público, usando as mesmas normas do serviço público. Depois, é único, isto é, tem a mesma doutrina, a mesma filosofia de atuação em todo o território nacional, e é organizado de acordo com a mesma sistemática*".

Em termos de princípios doutrinários do SUS e de organização do sistema de saúde, temos a universalidade, a equidade, a integralidade, a hierarquização, a descentralização e a participação popular como seus pilares, sendo que (ASSOCIAÇÃO PAULISTA DE MEDICINA, 2001; BRASIL, 2023):

- Universalidade: pressupõe que todos possuem acesso ao serviço de saúde, independentemente de questões jurídicas, econômicas, culturais, sociais, entre outras;
- Equidade: é um princípio de igualdade atrelada a justiça social, que falamos no **Capítulo 1.3**, em que tratamos "igualmente os iguais" e "desigualmente os desiguais", tendo em vista as desigualdades sociais que afetam as condições de vida e saúde dos indivíduos;

- Integralidade: os indivíduos precisam ser considerados como um ser integral de modo a atender todas as suas necessidades, para promoção da saúde, prevenção de riscos e agravos, assistência, recuperação e reabilitação;
- Regionalização e Hierarquização: está relacionada com a organização dos serviços de acordo com o grau de complexidade tecnológica dos serviços, por meio de um sistema de referência e contrarreferência de usuários e de informações e nos limites dos recursos disponíveis numa dada região.

Conceitos e Definições

Sistema de referência e contrarreferência: é um mecanismo de comunicação utilizado no SUS (por meio de um fluxo ordenado), em que há disponibilidade de informação sobre o usuário, dos diferentes profissionais de saúde, especialidades médicas e por diferentes serviços que este indivíduo utilizar, objetivando continuidade do cuidado, pautada nos princípios da integralidade e hierarquização (OLIVEIRA; SILVA; SOUZA, 2021).

- Descentralização: está relacionada com a gestão dos serviços em nível federal, estadual e municipal, com atribuições de funções e responsabilidades em cada um destes níveis;
- Participação popular ou social: promove a participação dos usuários em processos de decisão, por meio dos Conselhos Municipais de Saúde.

O Sistema Único de Saúde (SUS) se tornou um dos maiores e mais complexos sistemas de saúde pública do mundo (ASSOCIAÇÃO PAULISTA DE MEDICINA, 2001; BRASIL, 2023). E agora, nos vem à mente mais uma pergunta! Como a Alimentação e Nutrição se relaciona como o SUS? No âmbito da alimentação e nutrição, como área temática do Ministério da Saúde, pudemos observar uma participação muito ativa quanto às discussões da reforma sanitária e para o estabelecimento do SUS, com destaque a 1ª Conferência Nacional de Alimentação e Nutrição, realizada em 1986, como desdobramento, no mesmo ano, com a realização da VIII Conferência Nacional de Saúde, que abordamos anteriormente. Como compromisso da Lei nº 8.080/90, a PNAN se destacou como uma política do SUS. Falaremos dela no **Capítulo 5** (BRASIL, 2013; JAIME *et al.*, 2018).

Para concluir e refletir...

Ao longo dos anos, as iniciativas na área de alimentação e nutrição foram marcadas por ações de prevenção e controle de deficiência de micronutrientes, focadas em uma perspectiva biológica da alimentação. Mais para frente, observamos a ligação entre a Vigilância Alimentar e Nutricional (VAN) ao controle da desnutrição e programas de transferência de renda, focados em uma perspectiva da determinação social da alimentação, considerando que não se trata de um fenômeno isolado, mas associado a muitos outros aspectos. Na atualidade, temos a coexistência da desnutrição e da obesidade, como podemos pensar em políticas públicas intersetoriais que estimulem a alimentação adequada e saudável neste contexto?

REFERÊNCIAS BIBLIOGRÁFICAS

ASSOCIAÇÃO PAULISTA DE MEDICINA. **SUS: o que você precisa saber sobre o Sistema Único de Saúde**. Vol. II. 1ª Ed. São Paulo, 2001.

BATISTA FILHO, M. Fórum: centenário de Josué de Castro: lições do passado, reflexões para o futuro: introdução. **Cad. Saúde pública**, v. 24, n. 11, p. 2695-2697, 2008.

BATISTELLA, C. E. C. et al. **Abordagens contemporâneas do conceito de saúde**. In: FONSECA, Angélica Ferreira; CORBO, Ana Maria D'Andrea (Org.). O território e o processo saúde-doença. Rio de Janeiro: EPSJV/FIOCRUZ, 2007. p. 51-86. (Coleção Educação Profissional e Docência em saúde: a formação e o trabalho do agente comunitário de saúde, 1).

BRASIL. [Constituição (1988)]. **Constituição da República Federativa do Brasil de 1988**. Brasília, DF: Presidente da República, [2016]. Disponível em: http://www.planalto.gov.br/ccivil_03/constituicao/constituicao.htm. Acesso em 13 mar. 2023.

BRASIL. Decreto-lei nº 2.162, de 1º de maio de 1940. Institui o salário-mínimo e dá outras providências. **Diário Oficial da União**. Seção 1. 04/05/1940. p. 8009.

BRASIL. **Política Nacional de Alimentação e Nutrição**. Ministério da Saúde, Secretaria de Atenção à Saúde. Departamento de Atenção Básica. 1. ed., 1. reimpr. Brasília: Ministério da Saúde, 2013.

BRASIL. **Sistema Único de Saúde**. Disponível em: https://www.gov.br/saude/pt-br/assuntos/saude-de-a-a-z/s/sus#:~:text=Princ%C3%ADpios%20do%20Sistema%20%C3%9Anico%20de,outras%20caracter%C3%ADsticas%20sociais%20ou%20pessoais. Acesso em: 02 jan. 2023.

BUSS, P. M.; PELLEGRINI FILHO, A. Determinantes sociais da saúde. **Cadernos de Saúde Pública**, Rio de Janeiro, v. 22, n. 9, p. 1772-1773, 2006.

BUSS, P. M.; PELLEGRINI FILHO, A. Iniquidades em saúde no Brasil, nossa mais grave doença: comentários sobre o documento de referência e os trabalhos da Comissão Nacional sobre Determinantes Sociais da Saúde. **Cadernos de Saúde Pública**, Rio de Janeiro, v. 22, n. 9, p. 2005-2008, 2006.

CEBALLOS, A. G. C. Modelos conceituais de saúde, determinação social do processo saúde e doença, promoção da saúde. Recife: [s.n.], 2015. 20 p.

COHN, A. Caminhos da reforma sanitária. **Lua Nova: revista de cultura e política**, p. 123-140, 1989.

COMISSÃO NACIONAL SOBRE DETERMINANTES SOCIAIS DA SAÚDE. **As causas sociais das iniquidades em saúde no Brasil**. Rio de Janeiro: Editora FIOCRUZ; 2008. Disponível em: http://bvsms.saude.gov.br/bvs/publicacoes/causas_sociais_iniquidades.pdf. Acesso em 10 nov. 2022.

DAHLGREN, G.; WHITEHEAD, M. **Policies and Strategies to Promote Social Equity in Health**. Stockholm, Sweden: Institute for Futures Studies; 1991.

ESCOREL, Sarah. **Reviravolta na saúde: origem e articulação do movimento sanitário**. Editora Fiocruz, 1999.

JAIME, P. C. et al. Um olhar sobre a agenda de alimentação e nutrição nos trinta anos do Sistema Único de Saúde. **Ciência & Saúde Coletiva**, v. 23, p. 1829-1836, 2018.

MINAYO, M. C. S. Os 20 anos do SUS e os avanços na vigilância e na proteção à saúde. **Epidemiologia e Serviços de Saúde**, v. 17, n. 4, p. 245-246, 2008.

OLIVEIRA, C. C. R. B.; SILVA, E. A. L.; SOUZA, M. K. B. Referência e contrarreferência para a integralidade do cuidado na Rede de Atenção à Saúde. **Physis: Revista de Saúde Coletiva**, v. 31, 2021.

ORGANIZAÇÃO MUNDIAL DA SAÚDE. **Declaração de Alma-Ata**. In: Conferência Internacional sobre Cuidados Primários de Saúde. Alma Ata, Cazaquistão: World Health Organization, 1978.

PAIVA, C. H. A.; TEIXEIRA, L. A. Reforma sanitária e a criação do Sistema Único de Saúde: notas sobre contextos e autores. **História, Ciências, Saúde-Manguinhos**, v. 21, p. 15-36, 2014.

ROSÁRIO, C. A.; BAPTISTA, T. W. F.; MATTA, G. C. Sentidos da universalidade na VIII Conferência Nacional de Saúde: entre o conceito ampliado de saúde e a ampliação do acesso a serviços de saúde. **Saúde em debate**, v. 44, p. 17-31, 2020.

SEGRE, M.; FERRAZ, F. C. O conceito de saúde. **Revista de saúde pública**, v. 31, p. 538-542, 1997.

SOLAR, O.; IRWIN, A. **A Conceptual Framework for Action on the Social Determinants of Health**. World Health Organization: Geneva, Document Production Services; 2010 76 p.

VASCONCELOS, F. A. G. Combate à fome no Brasil: uma análise histórica de Vargas a Lula. **Revista de Nutrição**, v. 18, p. 439-457, 2005.

VASCONCELOS, F. A. G.; BATISTA FILHO, M. História do campo da Alimentação e Nutrição em Saúde Coletiva no Brasil. **Ciência e Saúde Coletiva**, Rio de Janeiro, v. 16, n. 1, p. 81-90, 2011.

VIEIRA-DA-SILVA, L. M.; ALMEIDA FILHO, N. Equidade em saúde: uma análise crítica de conceitos. **Cadernos de Saúde Pública**, v. 25, n. supl. 2, p. s217-s226, 2009.

CAPÍTULO 2
CONTE-ME SOBRE A HISTÓRIA DAS POLÍTICAS DE ALIMENTAÇÃO E NUTRIÇÃO NO BRASIL...

Principais Tópicos do Capítulo

- Políticas públicas, por vezes, se confundem com programas governamentais, mas podem se diferenciar por diretriz e operacionalização da diretriz, respectivamente;
- No contexto brasileiro, políticas públicas, geralmente, se originam por pressão da sociedade civil organizada;
- O pioneiro e mais longevo programa de efetivação da Segurança Alimentar e Nutricional (SAN) é denominado "Programa Nacional de Alimentação Escolar (PNAE)";
- As linhas das políticas públicas são: suplementação alimentar e oferta de refeições para grupos específicos; produção e comercialização de alimentos; educação alimentar e transferência ou complementação de renda ou programas de garantia de renda mínima;
- As políticas públicas precisam levar em consideração as mudanças no perfil da população;
- Estamos vivenciando a chamada Sindemia Global, com a coexistência destas três pandemias – obesidade, desnutrição e mudanças climáticas;
- O perfil alimentar da população foi alterado para um elevado consumo de alimentos ultraprocessados e redução de alimentos que deveriam ser sua base, os *in natura* e minimamente processados.

2.1 INTRODUÇÃO ÀS POLÍTICAS PÚBLICAS

As políticas públicas são um conjunto de processos, que incluem ações, programas, medidas, iniciativas e atividades, criadas em diferentes esferas (federal, estadual e/ou municipal) diretamente ou indiretamente, objetivando auxiliar na solução e redefinição de problemas públicos que afetam uma coletividade e para assegurar determinado direito de cidadania, de forma difusa ou para determinado seguimento social, cultural, étnico ou econômico (TEIXEIRA, 2002). Estas ações contemplam inúmeras áreas, com destaque à educação, saúde, emprego e segurança pública (TEIXEIRA, 2002).

Os atores das políticas públicas são: poder Público, dirigentes públicos (ou governantes, gestores e tomadores de decisão), beneficiários ou sujeitos de direitos, sociedade civil organizada e os grupos de pressão ou *lobby* (do inglês) (TEIXEIRA, 2002; WU, 2014). No Brasil, as políticas públicas, geralmente, se originam por pressão da sociedade civil organizada sobre o governo (TEIXEIRA, 2002; WU, 2014).

Considerando a área de Alimentação e Nutrição (dentro do campo maior "Saúde"), em 1993, tivemos um claro exemplo de participação e mobilização social, durante a "Ação da Cidadania Contra a Fome, a Miséria e pela Vida", que deu força à composição do Conselho Nacional de Segurança Alimentar e Nutricional (CONSEA) – extinto em 2019 e recomposto, também por pressão social, em 2023 – gerando o compromisso do governo em implantar a Política Nacional de Segurança Alimentar e Nutricional (PNSAN), ainda que sancionada como lei somente em 2006 (GUIMARÃES; SILVA, 2020).

Outro ponto importante, é estabelecer uma delimitação entre política e programa governamental, que por muitas vezes, se confundem ou são utilizadas como sinônimos (LASSANCE,

2021). As políticas públicas são as diretrizes, uma concepção teórica, que é fundamentada por uma explicação lógica, enquanto os programas são modos de operacionalizar essas diretrizes, sendo a solução propriamente dita para um determinado problema ou a efetivação da política pública, portanto, uma concepção prática (LASSANCE, 2021). Por isso, nem sempre uma política terá apenas um programa, pois muitas vezes os problemas a serem solucionado são tão complexos que não há apenas uma, mas múltiplas soluções. Portanto, as políticas não conseguem existir sem os programas e nem, os programas sem as políticas (LASSANCE, 2021).

As políticas públicas podem ser caracterizadas em duas grandes categorias (TEIXEIRA, 2002):

- **Estruturais:** focadas na complexidade da causa ou problema apresentado, são questões mais profundas, que apresentam grandes implicações na macroeconomia, estrutura social, questão agrária e ambiental. Sendo assim, o governo federal, em parceria com os estados e os municípios é quem as implementa, com o intuito de redução da desigualdade social;
- **Emergenciais ou compensatórias:** realizadas para atender regiões geográficas, comunidades, famílias com problemas de autossustentabilidade econômica e vulnerabilidade social e/ou biológica.

Com certeza, você já pensou... Eu até sei o que é uma política pública, mas, na prática, como funciona? Vou te ajudar! As políticas são definidas por fases, formando o chamado "Ciclo de Política Pública", destacado como uma ferramenta analítica por diversos autores, o que as tornam mais claras e didáticas, com relação à discussão sobre o tema a ser tratado (RAEDER, 2014).

Harold Lasswell (1971) foi o primeiro a propor as etapas do ciclo, em 7 estágios, no entanto, hoje, são utilizados usualmente 5 estágios, sendo eles: percepção e definição de problemas; formação da agenda decisória; formulação de programas e projetos; implementação das políticas delineadas; monitoramento e avaliação das ações planejadas, como representados na **Figura 3**.

Figura 3 – Ciclo das Políticas Públicas.

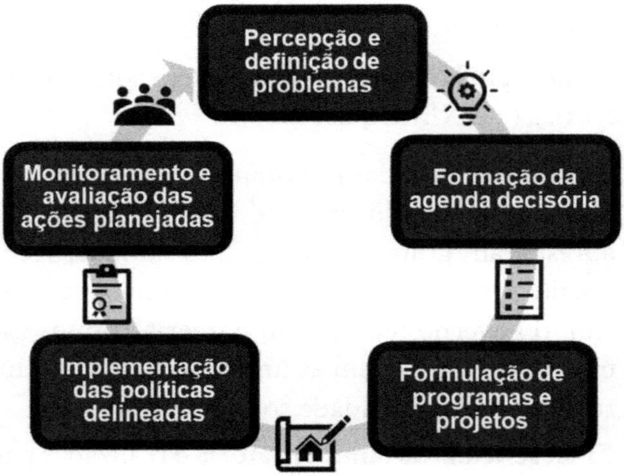

Elaboração da autora, adaptado de Raeder, 2014

As políticas públicas em alimentação e nutrição, atravessam os diferentes pontos do sistema alimentar, que vai desde a produção até o consumo efetivo dos alimentos, condicionando a situação de saúde e nutrição de indivíduos e coletividades. Para exemplificar, vamos encaixar a garantia da SAN no ciclo, efetivada somente em 2010 como: "Política Nacional de Segurança Alimentar e Nutricional (PNSAN)".

Sendo assim, vamos analisar o Programa Bolsa-Família, destinado a promover transferência condicionada de renda do Governo Federal voltado às famílias de muito baixa renda (pobreza e extrema pobreza), em situação de vulnerabilidade para o acesso a direitos sociais, como saúde, alimentação, educação e assistência social (WEISSHEIMER, 2006; CAMPELLO; NERI, 2014). Lembrando que este é apenas um dos programas destinados à promoção da SAN, tendo em vista que para resolução desta complexa questão, ainda temos muito mais programas, os quais abordaremos nos próximos capítulos.

Figura 4 – Ciclo das Políticas Públicas no contexto do Programa Bolsa Família.

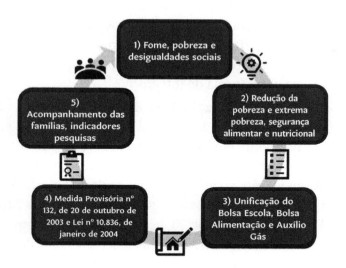

Elaborado pela autora

A **Figura 4** mostra a exemplificação de cada uma das etapas do ciclo das políticas públicas no contexto do Programa

Bolsa Família, sendo que, em cada uma das etapas, tivemos (WEISSHEIMER, 2006; CAMPELLO; NERI, 2014):

- 1ª Etapa – Percepção e definição de problemas: Combater a fome, a pobreza e as desigualdades sociais. Em 1999, dos 170 milhões de brasileiros, em torno de 34% (54 milhões) viviam em famílias com renda inferior à linha de pobreza e 14% (22 milhões) em famílias com renda inferior à linha de indigência;
- 2ª Etapa – Formação da agenda decisória: Em janeiro de 2003, os programas sociais de transferência de renda não estavam concentrados em apenas um ministério, então, começa uma articulação no sentido de propor uma unificação dos programas dentro de um "projeto guarda-chuva" denominado "Programa Fome Zero", que objetivava integrar políticas emergenciais de combate à fome, garantindo o direito ao acesso a alimentos básicos e descaracterizando as ações puramente assistencialistas. Também são pensadas as condicionalidades para o programa e sua forma de integração;
- 3ª Etapa – Formulação de programas e projetos: a exemplo de programa, temos o "Bolsa-Família" que surge, efetivamente, em outubro de 2003, resultado da unificação do Bolsa Escola, criado em abril de 2001; do Bolsa Alimentação, criado em setembro de 2001, e do Auxílio Gás, criado em janeiro de 2002. Foi publicada a Medida Provisória nº 132, de 20 de outubro de 2003, posteriormente concretizada na forma da Lei nº 10.836, de janeiro de 2004 e regulamentada pelo Decreto nº 5.209, de 17 de setembro de 2004;
- 4ª Etapa – Implementação das políticas delineadas: o Programa Bolsa Família entra como parte do Fome Zero (Política de SAN). Para garantia da SAN, a Política

Nacional de Alimentação e Nutrição (1999), pois a Política Nacional de Segurança Alimentar e Nutricional (PNSAN), como documento, instrumento e diretriz, é implementada somente em 2010;

- 5ª Etapa – Monitoramento e avaliação das ações planejadas: as famílias são acompanhadas pelo Governo Federal e, constantemente são realizados estudos, monitoramento de indicadores e pesquisas para aprimoramento do programa. Em 2021, sofre alterações e passa a se chamar "Auxílio Brasil" (BRASIL, 2021). Em 2023, o Programa volta a ter seu nome original.

2.2 LINHA DO TEMPO DAS POLÍTICAS PÚBLICAS E PROGRAMAS EM ALIMENTAÇÃO E NUTRIÇÃO

Desde a década de 1930, como vimos no **Capítulo 1**, existem ações governamentais que envolvem a condução a uma alimentação adequada e saudável incidindo diretamente sobre a condição geral de saúde da população. Em termos de políticas, programas e estratégias na área, temos o início em 1954, com o Programa Nacional de Merenda Escolar, a mais antiga política pública de SAN do Brasil que hoje tem o nome de Programa Nacional de Alimentação Escolar (PNAE). A saber, na área de alimentação e nutrição são desenhadas quatro principais linhas em que as políticas e programas governamentais se inserem (BARROS; SILVA; GUGELMIN, 2007):

- **Suplementação alimentar e oferta de refeições para grupos específicos:** programas de distribuição e acesso aos alimentos. Por exemplo, o Programa Nacional de

Alimentação Escolar (PNAE), Programa de Alimentação do Trabalhador (PAT), Programa Nacional de Leite para Crianças Carentes, Programas de suplementação de ferro e vitamina A;

- **Produção e comercialização de alimentos:** programas que incentivam os pequenos e médios produtores e a venda mais barata de seus produtos para populações carentes. Por exemplo, os Equipamentos Públicos de SAN: Restaurantes Populares, Cozinhas Comunitárias, Feiras e Bancos de Alimentos;
- **Educação alimentar:** está envolvida em quase todos os programas desenvolvidos, ainda que nem sempre efetivados na prática. Como exemplos, temos os diversos materiais informativos produzidos pelo Ministério da Saúde como cartazes, vídeos, manuais;
- **Transferência, complementação de renda ou programas de garantia de renda mínima:** acesso aos alimentos por meio de auxílio financeiro. Por exemplo, o Bolsa Alimentação, que com a junção do Bolsa Escola e Vale Gás, que como observamos, originou o Bolsa Família.

E chegou a tão esperada hora, o "resumão" das principais políticas, programas e estratégias (FACULDADE DE SAÚDE PÚBLICA DA USP, 2023; IPEA, 2023). É o momento degustação, pois nos próximos capítulos vamos para a refeição principal e nos debruçar sobre as principais delas.

CAPÍTULO 2 49

Figura 5 – Linha do Tempo das Políticas Públicas no campo da Alimentação e Nutrição.

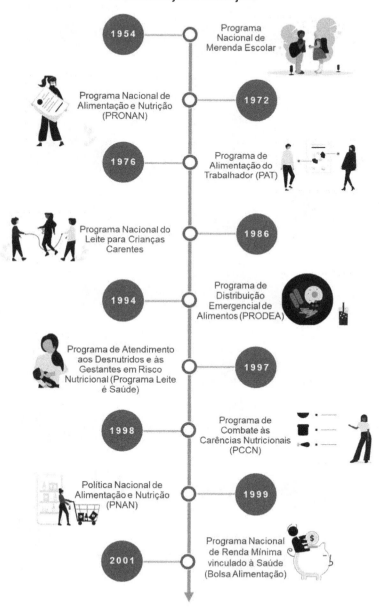

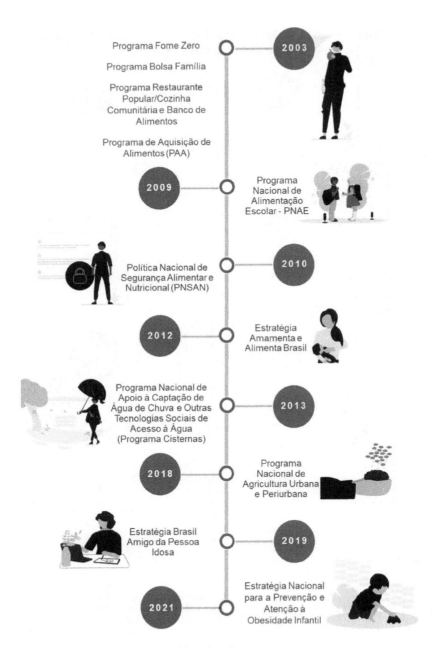

Elaborado pela autora

2.3 TRANSIÇÃO EPIDEMIOLÓGICA, DEMOGRÁFICA E NUTRICIONAL

Como mencionado na primeira seção deste **Capítulo (2.1)**, a primeira etapa para formulação das políticas públicas, que antecede a formação da agenda decisória, é a percepção e definição de problemas (TEIXEIRA, 2002; RAEDER, 2014). Para que isso aconteça, é preciso acompanhar as mudanças que acontecem ao longo dos anos, em relação ao perfil etário da população, prevalência e incidência de doenças, indicadores de saúde, consumo alimentar, entre outros, tendo em vista que esse conhecimento irá conduzir a definição dos problemas existentes e nortear caminhos para sua resolução (PALLONI; PINTO-AGUIRRE; PELÁEZ, 2002).

Neste aspecto, no Brasil, assim como em demais países em desenvolvimento, ocorreram as chamadas "transições", na perspectiva epidemiológica, demográfica e nutricional, caracterizadas por modificações nos padrões de morbimortalidade da população e, portanto, de extrema relevância nas discussões acerca da formulação de políticas públicas nas últimas décadas (PALLONI; PINTO-AGUIRRE; PELÁEZ, 2002; BATISTA FILHO; RISSIN, 2006; LEBRÃO, 2007). Essas alterações de padrão, principalmente, a partir da década de 1960, vêm sendo estudadas e analisadas (PALLONI; PINTO-AGUIRRE; PELÁEZ, 2002; BATISTA FILHO; RISSIN, 2006; LEBRÃO, 2007).

A teoria da transição demográfica ou transição vital foi formulada com base na relação entre crescimento populacional e o desenvolvimento socioeconômico, modernização da sociedade, avanços científicos, melhoria da qualidade de vida, sendo a origem de alterações no sentido da redução das taxas de fecundidade e de mortalidade populacionais, que anteriormente eram muito elevadas (LEBRÃO, 2007; VASCONCELOS; GOMES, 2012).

Além dessas alterações mencionadas, a transição demográfica altera a estrutura etária populacional, reduzindo o número de indivíduos nas faixas etárias mais jovens (como crianças e adolescentes) e aumentando o número de indivíduos nas faixas etárias mais velhas, como os idosos (LEBRÃO, 2007; VASCONCELOS; GOMES, 2012). Ela pode ser dividida em três tipos, conforme o início de seu processo: "iniciação precoce da transição"; "iniciação tardia" e os que "ainda não iniciaram a sua transição" (PALLONI; PINTO-AGUIRRE; PELÁEZ, 2002).

No caso do Brasil, inserido no contexto da "América Latina e Caribe", temos uma categorização do segundo tipo, ou seja, tiveram uma "iniciação tardia" em comparação, por exemplo, aos países europeus, considerando que o início da transição data da década de 1950, e nestes últimos, iniciou-se há séculos. Um ponto importante e de destaque para Palloni, Pinto-Aguirre & Peláez (2002) é que "*os países desenvolvidos primeiro ficaram ricos e depois envelheceram; os países da América Latina e Caribe estão ficando velhos antes de serem ricos*", impondo ainda mais desafios no campo das políticas públicas em alimentação e nutrição.

De acordo com dados da Pesquisa Nacional por Amostra de Domicílios Contínua (PNAD Contínua 2012-2021), a estrutura etária da população brasileira e a participação percentual de cada grupo etário por sexo, em 2012 e 2021, confirma o alargamento do topo da pirâmide etária e o estreitamento da base, com tendência de envelhecimento populacional, como observamos na **Figura 6** a seguir (BRASIL, 2021).

Figura 6 – Pesquisa Nacional por Amostra de Domicílios Contínua (PNAD 2012-2021).

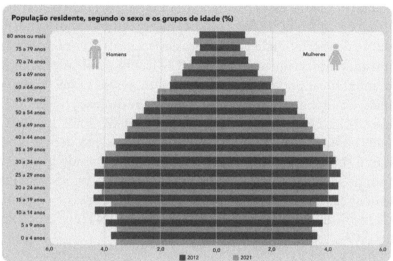

Extraída do Instituto Brasileiro de Geografia e Estatística (IBGE).

De acordo com o observado por meio do Índice de Envelhecimento Brasileiro, estima-se que em 2050, o número de pessoas idosas ultrapassará os menores de 15 anos (BRASIL, 2009). Dados do Instituto Brasileiro de Geografia e Estatística (IBGE) com relação à taxa de fecundidade geral, cálculo que tem como resultado o número médio de filhos nascidos vivos, tidos por mulher ao final do seu período reprodutivo (definido por 15 a 49 anos de idade), este índice já despencou de uma média de 6,16 filhos tidos por mulher no Brasil, em 1940, para 1,76 filho por cada mãe do país, em 2020 (BRASIL, 2009; BRASIL, 2021). Já com relação à expectativa de vida da população geral brasileira, ela subiu para 77 anos em 2021, com um expressivo aumento se compararmos com a de 1940, que era de 45,5 anos para ambos os sexos (BRASIL, 2009; BRASIL, 2021).

Saindo da transição demográfica, colocamos o pé na teoria da transição epidemiológica, na qual precisamos compreender uma complexa mudança dos padrões de saúde e doença e nas interações entre esses padrões (PALLONI; PINTO-AGUIRRE; PELÁEZ, 2002; LEBRÃO, 2007). O que se observa aqui é uma redução da mortalidade por doenças infecciosas e, por outro lado, um aumento da prevalência das DCNTs. Em paralelo à transição demográfica, podemos ressaltar que as pessoas estão vivendo mais, no entanto, com maior probabilidade de desenvolver doenças (PALLONI; PINTO-AGUIRRE; PELÁEZ, 2002; LEBRÃO, 2007). Outro ponto importante, é que transição demográfica não é sinônimo de transição epidemiológica, ainda que ocorram de forma paralela, pois na epidemiológica temos, além de mudanças nos padrões de mortalidade, mudanças nos padrões de morbidade populacional (PALLONI; PINTO-AGUIRRE; PELÁEZ, 2002; LEBRÃO, 2007).

A transição epidemiológica, por sua vez, compreendeu quatro estágios ou fases em países desenvolvidos, sendo estes: 1º: idade da pestilência e da fome (inalteração nas taxas de mortalidade e estagnação das taxas de óbitos em níveis extremamente altos); 2º: idade da regressão das pandemias (fase de transição, em que temos melhoria de condição de vida e de saúde pública – mortalidade por doenças degenerativas e infecciosas em extremos opostos da estrutura etária); 3º: idade das doenças degenerativas e doenças causadas pelo homem (fase de platô – declínio nas taxas de mortalidade, tendo como principais causas as DCNTs, tais como as doenças cardiovasculares, neoplasias) e 4º: idade das doenças degenerativas retardadas (declínio das taxas de mortalidade, principalmente nas idades avançadas) (PALLONI; PINTO-AGUIRRE; PELÁEZ, 2002; LEBRÃO, 2007).

No Brasil, há uma proposição distinta para o processo de transição epidemiológica, denominado "polarizado prolongado", em que as etapas anteriormente mencionadas, se superpõem e há uma morbimortalidade mista ou dupla carga de doenças, na qual não existe um predomínio completo das DCNTs, como observado em países desenvolvidos, pois permanece a incidência de infecções comuns (principalmente, a febre amarela e a dengue), além da persistência de desigualdades sociais (PALLONI; PINTO-AGUIRRE; PELÁEZ, 2002; LEBRÃO, 2007).

Neste aspecto, integra os dois processos citados – Transição Demográfica e Transição Epidemiológica – a Transição Nutricional. Segundo Popkin et al. (1997), "*é um processo de modificações sequenciais no padrão de nutrição e consumo, que acompanham mudanças econômicas, sociais e demográficas, e do perfil de saúde das populações*". São consideradas, portanto, quatro etapas do processo, nas quais estão: 1ª: desaparecimento do "*kwashiorkor*", ou desnutrição edematosa, aguda e grave; 2ª: desaparecimento do marasmo nutricional, caracterizado pela perda elevada e até extrema dos tecidos moles (massa adiposa e muscular, principalmente); 3ª: binômio sobrepeso/obesidade, em escala populacional e 4ª: correção do *déficit* estatural (POPKIN et al., 1997; BATISTA FILHO; RISSIN, 2003; MONTEIRO et al., 2009).

Neste aspecto houve, de forma paralela, o declínio bem acelerado da ocorrência da desnutrição em crianças e adultos e, por outro lado, o aumento da prevalência de sobrepeso e obesidade na população brasileira (MONTEIRO et al., 2009). De 1996 a 2007, observou-se no Brasil uma redução na prevalência de desnutrição, passando de 13,5% em 1996 para 6,8% em 2007. Como principais causas, podem ser destacados, o aumento da escolaridade materna; crescimento do poder aquisitivo das famílias; expansão da assistência à saúde e à melhoria nas condições de saneamento básico (MONTEIRO et al., 2009).

Evidências recentes, também apontam o consumo de alimentos ultraprocessados como importante fator contribuinte para a transição nutricional e a obesidade, tendo em vista que à medida que os países ficam mais ricos, maiores volumes e uma maior variedade de ultraprocessados são comercializados (PINHEIRO; FREITAS; CORSO, 2004; BAKER *et al.*, 2020).

O conceito de ultraprocessados foi desenvolvido por pesquisadores brasileiros, Monteiro e colaboradores (2016) propuseram a classificação NOVA, na qual temos os alimentos categorizados por sua extensão de processamento e finalidade de uso:

- **Grupo 1:** alimentos não processados (*in natura*) e minimamente processados;
- **Grupo 2:** ingredientes culinários processados;
- **Grupo 3:** alimentos processados;
- **Grupo 4:** alimentos ultraprocessados.

Esta classificação é amplamente utilizada e se tornou referência mundial como objeto de estudos e incorporação em recomendações de guias alimentares, incluindo o próprio Guia Alimentar para População Brasileira (2014) e o Guia Alimentar para população Belga (2021) (BRASIL, 2014; NUPENS USP, 2021). Segundo os pesquisadores, ultraprocessados são formulações industriais que se assemelham aos alimentos, normalmente com cinco ou mais e, geralmente, muitos ingredientes, tais como açúcar, óleos, gorduras, sal, além dos chamados aditivos cosméticos, utilizados em produtos ultraprocessados, cuja finalidade é imitar as qualidades sensoriais de alimentos do grupo 1 ou de preparações culinárias desses alimentos, ou disfarçar qualidades sensoriais indesejáveis (como exemplo, um sabor ruim), como os antioxidantes, estabilizantes, espessantes, corantes, aromatizantes, conservantes, entre outros (MONTEIRO *et al.*, 2016).

Para ilustrar as diferenças entre estes alimentos, observe a seguinte **Figura 7**, proposta pelo Guia Alimentar para População Brasileira (2014). Em primeiro lugar, como integrante do Grupo 1, temos um abacaxi fresco, sendo um alimento *in natura*. Em seguida, observamos um abacaxi em calda, integrante do Grupo 3, que nada mais é do que a junção dos grupos 1 e 2, ou seja, abacaxi + açúcar, sendo um alimento processado (BRASIL, 2014; MONTEIRO *et al.*, 2016). Por fim, temos o suco em pó de abacaxi, que é uma formulação industrial que se assemelha ao abacaxi, no entanto, possui em sua composição uma ínfima quantidade, em alguns casos, até mesmo ausente (imita o sabor), além da presença de aditivos cosméticos, sendo o aroma de abacaxi um deles (BRASIL, 2014; MONTEIRO *et al.*, 2016).

Figura 7 – Classificação NOVA dos alimentos (exemplo: Abacaxi).

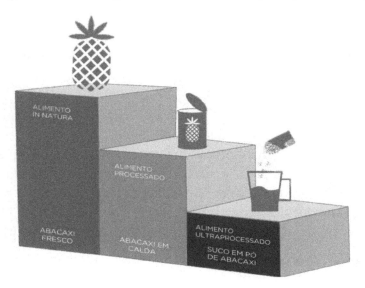

Extraída de: Guia Alimentar para população Brasileira (2014)

Considerando o consumo dos ultraprocessados e sua forma de produção intimamente ligada à industrialização dos sistemas alimentares e à Transição Nutricional, às mudanças tecnológicas e à globalização, são necessárias ações políticas mais fortes para o combate ao avanço da obesidade (BAKER, 2020).

Conceitos e Definições

Sistemas Alimentares: são todas as etapas alimento passa, que vão desde a produção até quando o alimento já está pronto para consumo. Este sistema sofre influências culturais, políticas, econômicas, ambientais, de infraestrutura e tecnologia, envolvendo ambientes, pessoas, terras, empresas, comunidades, intervenções e políticas públicas (ORGANIZAÇÃO PAN-AMERICANA DA SAÚDE, 2017).

No Brasil, são robustas as evidências que comprovam os impactos negativos da atual organização do sistema alimentar na saúde da população (BRASIL, 2014; ORGANIZAÇÃO PAN-AMERICANA DA SAÚDE, 2017; BAKER, 2020). Ainda que o Brasil seja o 5º maior produtor de alimentos do mundo, existem milhões de brasileiros que passam fome e, com relação à frequência de excesso de peso, já ultrapassamos metade da população (55,4%), segundo dados da Vigilância de fatores de risco e proteção para doenças crônicas por inquérito telefônico (VIGITEL, 2021; FOOD AND AGRICULTURE ORGANIZATION, 2022).

Além disso, há preocupantes impactos ambientais derivados da produção de produtos ultraprocessados, no sentido da fabricação de ingredientes com baixa biodiversidade, desvalorização da cultura e tradição familiar passada por gerações, maior número de etapas na cadeia produtiva, uso excessivo de embalagem e grandes distâncias transportadas (POPKIN *et al.*, 1997; MONTEIRO *et al.*, 2016; ORGANIZAÇÃO PAN-AMERICANA DA SAÚDE, 2017; BAKER, 2020).

Contudo, ao observarmos todas estas questões, infelizmente temos a coexistência de três pandemias – obesidade, desnutrição e as mudanças climáticas –, a chamada "Sindemia Global" (INSTITUTO BRASILEIRO DE DEFESA DO CONSUMIDOR, 2019). Com todo este cenário, precisamos de muitos esforços rápidos para que as resoluções e proposições políticas sejam mais adequadas, uma vez que a desnutrição, ainda que tenha melhoras, está diminuindo muito lentamente, a obesidade é crescente e nenhum país a conseguiu reverter e observamos alterações climáticas, apenas iniciando, com dificuldade nas previsões do tempo, aumento de temperatura global e catástrofes naturais (INSTITUTO BRASILEIRO DE DEFESA DO CONSUMIDOR, 2019).

Para concluir e refletir...

Podemos perceber que as alterações no perfil demográfico, epidemiológico e nutricional da população brasileira demandarão esforços para garantir condições de saúde adequadas para uma população mais longeva, mas com maior carga de doenças. O desafio da obesidade e desnutrição, deve estar coberto por políticas públicas urgentes e eficientes que acessem, principalmente os mais vulneráveis, em termos econômico-financeiros, de saúde e educação, considerando as expressivas desigualdades sociais no país.

REFERÊNCIAS BIBLIOGRÁFICAS

BAKER, P. *et al*. Ultraprocessed foods and the nutrition transition: Global, regional and national trends, food systems transformations and political economy drivers. **Obesity Reviews**, v. 21, n. 12, p. e13126, 2020.

BARROS, D. C.; SILVA D. O.; GUGELMIN, S. A. Vigilância Alimentar e Nutricional para a Saúde Indígena, Fundação Oswaldo Cruz. Escola Nacional de Saúde Pública Sergio Arouca. Educação a Distância. Rio de Janeiro: Editora Fiocruz, 2007. 260 p. In: **políticas públicas em alimentação e nutrição no Brasil.** Luciene Burlandy Campos de Alcântara, Silvia Ângela Gugelmin.

BATISTA FILHO, M.; RISSIN, A. A transição nutricional no Brasil: tendências regionais e temporais. **Cadernos de saúde pública**, v. 19, p. S181-S191, 2003.

BRASIL. **Auxílio Brasil** (2021). Disponível em: https://www.gov.br/cidadania/pt-br/auxilio-brasil. Acesso em 10 fev. 2023.

BRASIL. **Demografia e saúde:** contribuição para análise de situação e tendências. Rede Interagencial de Informações para Saúde. Brasília: Organização Pan-Americana da Saúde, 2009. 144 p.: il. – (Série Informe de Situação e Tendências).

BRASIL. **Guia alimentar para a população brasileira.** Ministério da Saúde, Secretaria de Atenção à Saúde, Departamento de Atenção Básica. – 2. ed., 1. reimpr. Brasília: Ministério da Saúde, 2014. 156 p.: il.

BRASIL. **Pesquisa Nacional por Amostra de Domicílios Contínua (PNAD – Características gerais dos moradores 2020-2021)**. Rio de Janeiro: IBGE, 2021. Disponível em: https://biblioteca.ibge.gov.br/visualizacao/livros/liv101957_informativo.pdf. Acesso em 20 jan. 2023.

BRASIL. **Vigitel Brasil 2021:** vigilância de fatores de risco e proteção para doenças crônicas por inquérito telefônico: estimativas sobre frequência e distribuição sociodemográfica de fatores de risco e proteção para doenças crônicas nas capitais dos 26 estados brasileiros e no Distrito Federal em 2021. Secretaria de Vigilância em Saúde, Departamento de Análise em Saúde e Vigilância de Doenças não Transmissíveis. Brasília: Ministério da Saúde, 2021.

CAMPELLO, T.; NERI, M. C. **Programa Bolsa Família: uma década de inclusão e cidadania:** Sumário executivo. Brasília: Ipea, 2014. 87 p.: gráfs., mapas.

FACULDADE DE SAÚDE PÚBLICA DA USP. **Combate à fome: 75 anos de políticas públicas**. Disponível em: http://geografiadafome.fsp.usp.br/combate-a-fome-75-anos-de-politicas-publicas/. Acesso em 15 jan. 2023.

FOOD AND AGLICULTURE ORGANIZATION – FAO. **The State of Food Security and Nutrition in the World 2022**. Disponível em: https://www.fao.org/publications/sofi/en/. Acesso em 22 jan. 2023.

GUIMARÃES, L. M. B.; SILVA, S. J. I Plano Nacional de Segurança Alimentar e Nutricional e o Bolsa Família em perspectiva intersetorial. **Serviço Social & Sociedade**, p. 74-94, 2020.

INSTITUTO BRASILEIRO DE DEFESA DO CONSUMIDOR – IDEC. **A Sindemia global da obesidade, desnutrição e mudanças climáticas — relatório da Comissão The Lancet. Jan. 2019**. Disponível em: https://alimentandopoliticas.org.br/wp-content/uploads/2019/08/idec-the_lancet-sumario_executivo-baixa.pdf Acesso em 02 mar. 2023.

IPEA. **Linhas do tempo. Segurança Alimentar**. Disponível em: https://catalogo.ipea.gov.br/timeline. Acesso em 15 jan. 2023.

LASSANCE, A. **O que é uma política e o que é um programa:** uma pergunta simples e até hoje sem resposta clara. 2021.

LASSWELL, H., CHAIRMAN. Economies, Political Science, and Law. **Annals of the New York Academy of Sciences**, v. 184, p. 329-348, 1971.

LEBRÃO, M. L. O envelhecimento no Brasil: aspectos da transição demográfica e epidemiológica. **Saúde coletiva**, v. 4, n. 17, p. 135-140, 2007.

MONTEIRO, C. A. *et al*. Causas do declínio da desnutrição infantil no Brasil, 1996-2007. **Revista de Saúde Pública**, v. 43, p. 35-43, 2009.

MONTEIRO, C. A. *et al*. NOVA. The star shines bright. Food classification. Public health. **World Nutrition**, v.7, n.1-3, p.28-38, 2016.

NUPENS USP. **Bélgica adota classificação NOVA em guia alimentar**. 2021. Disponível em: https://www.fsp.usp.br/nupens/belgica-adota-classificacao-nova-em-guia-alimentar/#:~:text=O%20modelo%20belga&text=Em%20linhas%20gerais%2C%20a%20ingest%C3%A3o,menor%20%C3%AAnfase%2C%20a%20carne%20vermelha. Acesso em 25 jan. 2023.

ORGANIZAÇÃO PAN-AMERICANA DA SAÚDE. **Sistemas alimentares e nutrição:** a experiência brasileira para enfrentar todas as formas de má nutrição. Brasília, DF: OPAS; 2017.

PALLONI, A.; PINTO-AGUIRRE, G.; PELÁEZ, M. **Demographic and health conditions of ageing in Latin America and the Caribbean**. International **Journal of Epidemiology**, v. 31, p. 762-771, 2002.

PINHEIRO, A. R. O.; FREITAS, S. F. T.; CORSO, A. C. T. Uma abordagem epidemiológica da obesidade. **Revista de nutrição**, v. 17, p. 523-533, 2004.

POPKIN, B. M. et al. **The nutrition transition in China:** A cross sectional analysis. *European Journal of Clinical Nutrition*, v. 47, p. 333-46, 1997.

RAEDER, S. T. O. Ciclo de políticas: uma abordagem integradora dos modelos para análise de políticas públicas. **Perspectivas em Políticas Públicas**, v. 7, n. 13, p. 121-146, 2014.

TEIXEIRA, E. C. O papel das políticas públicas no desenvolvimento local e na transformação da realidade. **Revista AATR**, 2002. Disponível em: http://www.dhnet.org.br/dados/cursos/aatr2/a_pdf/03_aatr_pp_papel.pdf. Acesso em 12 jan. 2023.

VASCONCELOS, A. M. N.; GOMES, M. M. F. Transição demográfica: a experiência brasileira. **Epidemiologia e Serviços de Saúde**, v. 21, n. 4, p. 539-548, 2012.

WEISSHEIMER, M. A. **Bolsa família: avanços, limites e possibilidades do programa que está transformando a vida de milhões de famílias no Brasil**. São Paulo: Editora Fundação Perseu Abramo, 2006. 160 p.

WU, X. **Guia de políticas públicas:** gerenciando processos. Traduzido por Ricardo Avelar de Souza. Brasília: Enap, 2014. 160 p.

CAPÍTULO 3
A SEGURANÇA ALIMENTAR E NUTRICIONAL NO BRASIL

Principais Tópicos do Capítulo

- O Direito Humano à Alimentação Adequada (DHAA) é muito recente. A alimentação foi incluída entre os direitos sociais na Constituição Federal em 2010;
- A SAN é institucionalizada como política por meio da Política Nacional de Segurança Alimentar e Nutricional (PNSAN);
- SAN é a realização do direito de todos ao acesso regular e permanente a alimentos de qualidade, em quantidade suficiente, sem comprometer o acesso a outras necessidades essenciais, tendo como base práticas alimentares promotoras de saúde que respeitem a diversidade cultural e que sejam ambiental, cultural, econômica e socialmente sustentáveis.

Ainda que tenhamos programas focados na minimização da fome e da desnutrição, a pauta "erradicação da fome", em si, entra na agenda estratégica de governo somente a partir de 2003 (LEÃO, 2013; ORGANIZAÇÃO PAN-AMERICANA DA SAÚDE, 2017). Desde então, a SAN vem sendo institucionalizada como uma política de Estado para promoção do DHAA (GAMBA; MONTAL, 2010; LEÃO, 2013; ORGANIZAÇÃO PAN-AMERICANA DA SAÚDE, 2017; BÔAS; SILVA SOARES,

2020). O Brasil foi considerado país referência internacional no combate e redução expressiva da fome (ORGANIZAÇÃO PAN-AMERICANA DA SAÚDE, 2017). A seguir, veremos os conceitos, iniciativas e como se articula, em termos de políticas públicas, a garantia do direito e suas principais ações.

3.1 DIREITO HUMANO À ALIMENTAÇÃO ADEQUADA (DHAA)

Os Direitos humanos são aqueles que possuímos, única e exclusivamente, por termos nascido e sermos parte da espécie humana (ASSEMBLEIA GERAL DA ONU, 1948). O DHAA, por sua vez, está previsto na Declaração Universal dos Direitos Humanos, de 1948, em seu Artigo 25, que diz: "*1. Toda pessoa tem direito a um padrão de vida capaz de assegurar a si e a sua família saúde e bem-estar, inclusive alimentação (...)*" (ASSEMBLEIA GERAL DA ONU, 1948).

Somente a partir de fevereiro de 2010, pela Emenda Constitucional nº 64 de 2010, a alimentação foi incluída entre os direitos sociais previstos no artigo 6º da Constituição Federal de 1988: "*São direitos sociais a educação, a saúde, a alimentação, o trabalho, a moradia, o transporte, o lazer, a segurança, a previdência social, a proteção à maternidade e à infância, a assistência aos desamparados, na forma desta Constituição*" e no artigo 1º da Lei nº 11.346/06 que dispõe sobre o dever do Estado assegurar o DHAA (BRASIL, 2006; BRASIL, 2010).

O DHAA é composto por duas premissas inseparáveis (LEÃO, 2013; BÔAS; SILVA SOARES, 2020; BRASIL, 2006).

1. Toda pessoa tem o direito de estar livre da fome e da má-nutrição, que se refere a disponibilidade do alimento,

tanto no aspecto quantitativo, quanto no aspecto qualitativo para que atenda às necessidades nutricionais, além de ser livre de substâncias (o que engloba também aspectos higiênico sanitários adequados);

2. Toda pessoa tem o direito a uma alimentação adequada, no que se refere a acessibilidade ao alimento de forma sustentável, sem interrupções e que não interfira no proveito de outros direitos humanos.

Figura 8 – Representação gráfica das dimensões do DHAA.

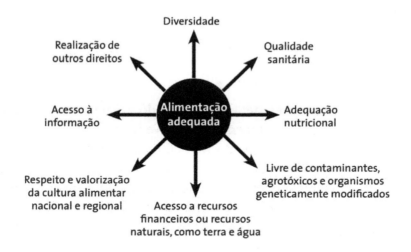

Extraído de LEÃO, 2013 *apud* LEÃO e RECINE, 2011

Portanto, o DHAA é um direito de todos os cidadãos desde o nascimento e a garantia da SAN para todos também é uma obrigação do Estado (que deve respeitar, proteger e realizar), sendo alcançado quando todos e a todo momento têm disponibilidade, acesso físico e econômico, à alimentação adequada, ou meio para sua obtenção (LEÃO, 2013; BÔAS; SILVA SOARES, 2020; BRASIL, 2006). Essa "adequação" é em termos de nutrientes e de condições sociais, econômicas, culturais, climáticas e ecológicas, por exemplo, além da estabilidade (LEÃO, 2013; BÔAS; SILVA SOARES, 2020; BRASIL, 2006).

A sua não garantia incorre no desrespeito aos valores da essência humana (LEÃO, 2013; BÔAS; SILVA SOARES, 2020; BRASIL, 2006). Portanto, para que o Estado realize o DHAA, ele deve prover a alimentação das pessoas que por algum motivo, não conseguem garantir de maneira autônoma sua alimentação por viverem na pobreza ou por serem vítimas de catástrofes e desastres; além de promover políticas públicas fortes que a possam garantir (LEÃO, 2013; BÔAS; SILVA SOARES, 2020; BRASIL, 2006).

Para exemplificar essa garantia e adequação, vamos observar os itens a seguir, que são os pilares da SAN (LEÃO, 2013; BRASIL, 2006; SILVA *et al.*, 2018):

- **Disponibilidade:** Ocorre quando existem quantidades suficientes de alimentos disponíveis. Exemplo de indisponibilidade de alimentos: agricultores familiares residentes no sertão do Ceará, região de seca, em que dependem da colheita para subsistência (essenciais à manutenção da vida) e não possuem renda extra;
- **Adequação:** Toda a comida consumida deve impactar positivamente na nutrição das pessoas. Exemplo de inadequação dos alimentos: situação emergencial dos povos indígenas *Yanomami*, em que cerca de 570 crianças de até cinco anos morreram por desnutrição infantil, entre 2019 e 2022, ligada ao garimpo ilegal, em que a ocupação do território, a destruição da floresta, a contaminação

da água, dificultam a manutenção e abertura de roças, a caça, a pesca e a coleta de frutos, principais fontes de alimentação dessas comunidades;

- **Acesso:** Ocorre quando as pessoas podem alcançar regularmente adequadas quantidades de comida, tanto no aspecto físico, quanto no aspecto econômico. Exemplo de falta de acesso aos alimentos: situação de desemprego e baixa renda, dificultando acesso econômico aos alimentos ou pessoa com problema de saúde que impede sua locomoção, dificultando o acesso físico aos alimentos;
- **Estabilidade:** Ocorre quando uma população, família ou indivíduo possui acesso a alimentos adequados durante todos os momentos, de forma permanente. Exemplo de instabilidade de alimentos: assentamento rural, local onde ainda não existem condições para produção de alimentos, mas há fornecimento de cestas básica por doações, no entanto, sem regularidade de envio.

3.2 POLÍTICA NACIONAL DE SEGURANÇA ALIMENTAR E NUTRICIONAL (PNSAN)

Antes de falarmos da Política Nacional de Segurança Alimentar e Nutricional (PNSAN), precisamos conceituar a SAN (já muito mencionada, não é mesmo?), formalizada e estabelecida pela Lei Orgânica de Segurança Alimentar e Nutricional – LOSAN (Lei nº 11.346, de 15 de setembro de 2006), que instituiu a PNSAN, a SAN é a realização do direito de todos ao acesso regular e permanente a alimentos de qualidade, em quantidade suficiente, sem comprometer o acesso a outras necessidades essenciais, tendo como base práticas alimentares promotoras de saúde que respeitem a diversidade cultural e que sejam ambiental, cultural, econômica e socialmente sustentáveis, portanto, este conceito se fortalece com a noção de "comida de verdade", em que os alimentos que a compõem são os *in natura* e minimamente processados, sem nenhuma adição de substâncias como os aditivos cosméticos (BRASIL, 2006; GUERRA, 2022).

A SAN, portanto, tem como princípios o DHAA, o direito à alimentação adequada e de estar livre da fome e má nutrição (**Capítulo 3.1**) e a soberania alimentar (BRASIL, 2006; BRASIL, 2010). A soberania alimentar é dada como um direito de uma população em decidir seu próprio sistema alimentar – o que e como produzir e consumir? (com suas próprias políticas e estratégias de produção, distribuição e consumo) – buscando autossuficiência, autonomia, valorizando os sistemas alimentares sustentáveis para preservação da biodiversidade, cultura e identidade (SILVA, 2020).

Muitos passos precisaram ser percorridos antes da efetiva constituição de uma política e sistema de SAN, tivemos a I Conferência de Alimentação e Nutrição, realizada durante a 8ª Conferência Nacional de Saúde, em 1986, que na época, recomendou a organização de um sistema de SAN e a elaboração de uma política nacional de alimentação e nutrição (SILVA *et al.*, 2018). Em 1993, tivemos a criação Conselho Nacional de Segurança Alimentar e Nutricional (CONSEA), com demandas da sociedade civil para organização das ações de SAN (SILVA *et al.*, 2018). O CONSEA é um conselho formado por representantes governamentais, presidido pela sociedade civil, sendo escolhidos a partir de critérios de indicação aprovados na Conferência Nacional de Segurança Alimentar e Nutricional (SILVA *et al.*, 2018).

O compromisso do Governo Federal de combater a fome e a pobreza no Brasil, foi pactuado em 2003, com a instituição de programas como o Fome Zero (2003-2010), Bolsa Família, entre outros, ponto de partida ponto de partida para a institucionalização da SAN no Brasil, pautada no reconhecimento do DHAA (LEÃO, 2013; ORGANIZAÇÃO PAN-AMERICANA DA SAÚDE, 2017; BÔAS; SILVA SOARES, 2020).

A Política Nacional de Segurança Alimentar e Nutricional (PNSAN), por sua vez, foi somente regulamentada, em 2010, com objetivos claros e diretrizes, instituindo a alimentação como direito social e, por meio do Decreto nº 7.272 (BRASIL, 2010).

Conceitos e Definições

Insegurança Alimentar (IA): Falta de acesso regular e permanente a alimentos de qualidade, em quantidade suficiente para uma vida saudável (BRASIL, 2006; BRASIL, 2010).

A sua instituição é observada no artigo 2º do decreto *"fica instituída a Política Nacional de Segurança Alimentar e Nutricional – PNSAN, com o objetivo geral de promover a segurança alimentar e nutricional, na forma do artigo 3º da Lei nº 11.346, de 15 de setembro de 2006 (LOSAN)"*, bem como assegurar o DHAA em todo território nacional, tendo as seguintes oito diretrizes (BRASIL, 2006; BRASIL, 2010; GUERRA, 2022; BRASIL, 2023):

- **Diretriz I)** Promoção do acesso universal à alimentação adequada e saudável, com prioridade para as famílias e pessoas em situação de insegurança alimentar e nutricional;

- **Diretriz II)** Promoção do abastecimento e estruturação de sistemas sustentáveis, de base agroecológica, de produção, extração, processamento e distribuição de alimentos;
- **Diretriz III)** Processos permanentes de educação alimentar e nutricional, pesquisa e formação nas áreas de segurança alimentar e nutricional e do direito humano à alimentação adequada;
- **Diretriz IV)** Promoção, universalização e coordenação das ações de SAN voltadas para quilombolas e demais povos e comunidades tradicionais, povos indígenas e assentados da reforma agrária;
- **Diretriz V)** Fortalecimento das ações de alimentação e nutrição em todos os níveis da atenção à saúde;
- **Diretriz VI)** Promoção do acesso universal à água de qualidade e em quantidade suficiente;
- **Diretriz VII)** Apoio a iniciativas de promoção da Soberania Alimentar, SAN e do DHAA em âmbito internacional e a negociações internacionais;
- **Diretriz VIII)** Monitoramento da realização do DHAA.

Já no artigo 4ª, temos os objetivos específicos da PNSAN (BRASIL, 2006; BRASIL, 2010; BRASIL, 2023):

I. Identificar, analisar, divulgar e atuar sobre os fatores condicionantes da insegurança alimentar e nutricional no Brasil;

II. Articular programas e ações de diversos setores que respeitem, protejam, promovam e provejam o direito humano à alimentação adequada, observando as diversidades social, cultural, ambiental, étnico-racial, a equidade de gênero e a orientação sexual, bem como disponibilizar instrumentos para sua exigibilidade;

III. Promover sistemas sustentáveis de base agroecológica, de produção e distribuição de alimentos que respeitem a biodiversidade e fortaleçam a agricultura familiar, os povos indígenas e as comunidades tradicionais e que assegurem o consumo e o acesso à alimentação adequada e saudável, respeitada a diversidade da cultura alimentar nacional;

IV. Incorporar à política de Estado o respeito à soberania alimentar e a garantia do direito humano à alimentação adequada, inclusive o acesso à água, e promovê-los no âmbito das negociações e cooperações internacionais.

Podemos destacar que como marcos da agenda da SAN temos (BRASIL, 2006; BRASIL, 2010; BRASIL, 2023):

- Regulamentação da Política Nacional de Segurança Alimentar e Nutricional – PNSAN e Criação do Sistema Nacional de Segurança Alimentar e Nutricional (SISAN) – Lei nº 11.346, de 15 de setembro de 2006;
- Recriação do Conselho Nacional de Segurança Alimentar e Nutricional (CONSEA) – Decreto nº 6.272, de 23 de novembro de 2007, que foi excluído em 2019, mas teve retorno em 2023;
- Instalação da Câmara Intersetorial de Segurança Alimentar e Nutricional (CAISAN) – Decreto nº 6.273, de 23 de novembro de 2007;
- A alimentação passa a ser um direito social – Emenda Constitucional nº 64, de 4 de fevereiro de 2010;
- Regulamentação do Sistema Nacional de Segurança Alimentar e Nutricional (SISAN) – Decreto nº 7.272, de 25 de agosto de 2010: Regulamenta a Lei nº 11.346, de 15 de setembro de 2006;

- Elaboração do Plano Nacional de Segurança Alimentar e Nutricional (PLANSAN 2012/2015);
- Nova elaboração do Plano Nacional de Segurança Alimentar e Nutricional (PLANSAN 2016/2019);
- Dispõe sobre a Câmara Interministerial de Segurança Alimentar e Nutricional (CAISAN) – Decreto nº 10.713, de 07 de junho de 2021.

O SISAN, por sua vez, é o sistema responsável por fazer a implementação e execução (acompanhamento, monitoramento e avaliação e impacto das ações de SAN) da política para assegurar o DHAA, portanto é quem faz a gestão intersetorial, participativa e de articulação entre os três níveis de governo. Para sua execução foram propostos ações e programas fruto dos esforços compartilhados entre o governo e sociedade civil, sendo estes (BRASIL, 2006; BRASIL, 2010; BRASIL, 2023):

- Acesso à Água (Cisternas);
- Fomento Rural às atividades produtivas da agricultura familiar;
- Programa de Aquisição de Alimentos (PAA);
- Apoio à Agricultura Urbana e Periurbana;
- Distribuição de Alimentos;
- Inclusão Produtiva Rural de Povos e Comunidades Tradicionais e/ou Grupos e populações tradicionais e específicos;
- Apoio a estruturação de Equipamentos Públicos de Alimentação e Nutrição, como Rede de Bancos de Alimentos, Restaurantes Populares e Cozinhas Comunitárias;
- Ações de apoio a Educação Alimentar e Nutricional (EAN).

O artigo 7º prevê que o DHAA será alcançado pela ação integrada e coordenada da Conferência Nacional de Segurança Alimentar e Nutricional; do CONSEA Nacional; da Câmara Interministerial de Segurança Alimentar e Nutricional (CAISAN); dos Governos: órgãos e entidades da União, dos Estados, do Distrito Federal e Municípios; e das instituições privadas, com ou sem fins lucrativos, que atuem em SAN (BRASIL, 2006; BRASIL, 2010; BRASIL, 2017; BRASIL, 2023). Cabe destacar que, atualmente, todos os Estados e o Distrito Federal já aderiram ao SISAN, que acontece por meio da Câmara Intersetorial de Segurança Alimentar e Nutricional (CAISAN) (BRASIL, 2017).

O I PLANSAN, garantiu ao Brasil importantes avanços na área de SAN, elaborado em 2011 e vigente de 2012 até 2015, envolveu os órgãos componentes da CAISAN e o CONSEA, em vistas a melhoria do acesso da população aos alimentos, atingindo as principais metas de superação da pobreza e fome do mundo, sucesso reconhecido na 5ª Conferência Nacional de Segurança Alimentar e Nutricional (CNSAN), em novembro de 2015 (LEÃO, 2013; ORGANIZAÇÃO PAN-AMERICANA DA SAÚDE, 2017; BÔAS; SILVA SOARES, 2020; BRASIL, 2006; BRASIL, 2010; BRASIL, 2017; BRASIL, 2023).

Constatou-se que o I PLANSAN, ainda que tivesse obtido sucesso, apresentava inúmeras metas, o que dificultava seu monitoramento, portanto em 2013, iniciou-se o processo de revisão do I PLANSAN, conforme estabelecido pelo Decreto nº 7.272/2010, que criou estratégias mais claras, reforçou a importância de identificar a insegurança alimentar presente nos grupos de minorias mais vulneráveis (como as mulheres, indígenas, quilombolas e outras comunidades tradicionais brasileiras) e avançou na questão de doenças decorrentes da má nutrição e do sobrepeso e obesidade (LEÃO, 2013; ORGANIZAÇÃO

PAN-AMERICANA DA SAÚDE, 2017; BÔAS; SILVA SOARES, 2020; BRASIL, 2006; BRASIL, 2010; BRASIL, 2017; BRASIL, 2023).

O II PLANSAN foi elaborado em 2016 (vigente de 2016 até 2019), alinhado com os Objetivos do Desenvolvimento Sustentável (ODS) e propôs nove desafios, cento e vinte uma metas e cento e nove ações na garantia de SAN (BRASIL, 2006; BRASIL, 2010; BRASIL, 2017; BRASIL, 2023) Os nove desafios estão relacionados com as diretrizes, como segue no **Quadro 1** (BRASIL, 2006; BRASIL, 2010; BRASIL, 2016; BRASIL, 2017; BRASIL, 2023):

Quadro 1 – Desafios e diretrizes II PLANSAN. Brasil, 2016-2019 (BRASIL, 2016).

Desafios	Diretrizes
Desafio 1 – Promover o acesso universal à alimentação adequada e saudável, com prioridade para as famílias e pessoas em situação de insegurança alimentar e nutricional	Diretriz 1 da PNSAN
Desafio 2 – Combater a Insegurança Alimentar e Nutricional e promover a inclusão produtiva rural em grupos populacionais específicos, com ênfase em Povos e Comunidades Tradicionais e outros grupos sociais vulneráveis no meio rural	Corresponde às Diretrizes 1, 2, 4, 5 e 6 da PNSA
Desafio 3 – Promover a produção de alimentos saudáveis e sustentáveis, a estruturação da agricultura familiar e o fortalecimento de sistemas de produção de base agroecológica	Corresponde à Diretriz 2 da PNSAN
Desafio 4 – Promover o abastecimento e o acesso regular e permanente da população brasileira à alimentação adequada e saudável	Corresponde à Diretriz 2 da PNSAN
Desafio 5 – Promover e proteger a Alimentação Adequada e Saudável da População Brasileira, com estratégias de educação alimentar e nutricional e medidas regulatórias	Corresponde às Diretrizes 3 e 5 da PNSAN
Desafio 6 – Controlar e Prevenir os Agravos decorrentes da má alimentação	Corresponde à Diretriz 5 da PNSAN
Desafio 7 – Ampliar a disponibilidade hídrica e o acesso à água para a população, em especial a população pobre no meio rural	Corresponde à Diretriz 6 da PNSAN

Desafios	Diretrizes
Desafio 8 - Consolidar a implementação do Sistema Nacional de Segurança Alimentar e Nutricional (SISAN), aperfeiçoando a gestão federativa, a intersetorialidade e a participação social	Corresponde às Diretrizes 3, 8 da PNSAN e Diretriz SISAN
Desafio 9 - Apoio a iniciativas de promoção da soberania, segurança alimentar e nutricional, do direito humano à alimentação adequada e de sistemas alimentares democráticos, saudáveis e sustentáveis em âmbito internacional, por meio do diálogo e da cooperação internacional	Corresponde à Diretriz 7 da PNSAN

Como fato marcante nesta temática, em 2014, no Relatório Global da *Food and Agriculture Organization* (FAO), com os progressos das nações na erradicação da pobreza e da fome, o Brasil foi destaque por ter reduzido de forma expressiva a fome, a desnutrição e subalimentação, com a saída do Mapa da Fome, ou seja, ainda que exista uma parcela da população ainda com problemas relacionados ao acesso aos alimentos, ao sair do Mapa da Fome, ela deixa de ser um problema estrutural (FOOD AND AGRICULTURE ORGANIZATION, 2014).

Em 2018, dados do IBGE (Pesquisa de Orçamentos Familiares 2017-2018), confirmam a situação de fome, novamente no país (FOOD AND AGRICULTURE ORGANIZATION, 2021; BRASIL, 2022). Em 2021, outro relatório global da FAO, com novas métricas de classificação dos países, aponta o retorno do Brasil ao Mapa da Fome da ONU, sendo intensificado a partir de 2020, pela pandemia de COVID-19, tendo em vista a insuficiência de renda, desemprego e subemprego, redução do poder de compra no período, ampliando o reforço da necessidade de ações para reverter este cenário (FOOD AND AGRICULTURE ORGANIZATION, 2021; BRASIL, 2022).

O relatório decorrente do II VIGISAN Inquérito Nacional sobre Insegurança Alimentar no Contexto da Pandemia da COVID-19 no Brasil, realizado pela Rede Brasileira de Pesquisa em Soberania Alimentar e SAN (PENSSAN) entre 2021 e 2022, mostrou que 36,8% das famílias tinham renda per capita média de até 1/2 salário-mínimo. Ainda, 125,2 milhões de pessoas estavam em algum nível de Insegurança Alimentar (IA) e mais de 33 milhões em situação de fome, expressa pela IA grave (REDE PENSSAN, 2022).

A título de comparação, a Pesquisa Nacional de Amostragem por Domicílios (PNAD), em 2004, indicou 35% da população com algum grau de IA. Em seguida, na PNAD 2009, 30%, na PNAD 2013, 23% e 37% na PNAD 2018. Com o I VIGISAN, este percentual sobe para 55%, até que o II VIGISAN, nos mostrou quase 60% de IA (AGÊNCIA IBGE, 2020; REDE PENSSAN, 2022).

A classificação da Insegurança Alimentar (IA) é dada por meio da Escala Brasileira e Insegurança Alimentar, a EBIA, com 14 perguntas (na PNAD original e no VIGISAN foi adaptada para 8 perguntas), conforme **Figuras 9, 10, 11 e 12** a seguir:

Figura 9 – Escala Brasileira de Insegurança Alimentar (EBIA) original.

Escala EBIA
1. Nos últimos três meses, os moradores deste domicílio tiveram preocupação de que os alimentos acabassem antes de poderem comprar ou receber mais comida?
2 - Nos últimos três meses, os alimentos acabaram antes que os moradores deste domicílio tivessem dinheiro para comprar mais comida?
3 - Nos últimos três meses, os moradores deste domicílio ficaram sem dinheiro para ter uma alimentação saudável e variada?
4 - Nos últimos três meses, os moradores deste domicílio comeram apenas alguns alimentos que ainda tinham porque o dinheiro acabou?
5 - Nos últimos três meses, algum morador de 18 anos ou mais de idade deixou de fazer uma refeição porque não havia dinheiro para comprar comida?
6 - Nos últimos três meses, algum morador de 18 anos ou mais de idade, alguma vez comeu menos do que devia porque não havia dinheiro para comprar comida?
7 - Nos últimos três meses, algum morador de 18 anos ou mais de idade, alguma vez sentiu fome, mas não comeu, porque não havia dinheiro para comprar comida?
8 - Nos últimos três meses, Algum morador de 18 anos ou mais de idade, alguma vez, fez apenas uma refeição ao dia ou ficou um dia inteiro sem comer porque não havia dinheiro para comprar comida?
9 - Nos últimos três meses, algum morador com menos de 18 anos de idade, alguma vez, deixou de ter uma alimentação saudável e variada porque não havia dinheiro para comprar comida?
10 - Nos últimos três meses, algum morador com menos de 18 anos de idade, alguma vez, não comeu quantidade suficiente de comida porque não havia dinheiro para comprar comida?
11 - Nos últimos três meses, alguma vez, foi diminuída a quantidade de alimentos das refeições de algum morador com menos de 18 anos de idade, porque não havia dinheiro para comprar comida?
12 - Nos últimos três meses, alguma vez, algum morador com menos de 18 anos de idade deixou de fazer alguma refeição, porque não havia dinheiro para comprar comida?
13 - Nos últimos três meses, alguma vez, algum morador com menos de 18 anos de idade, sentiu fome, mas não comeu porque não havia dinheiro para comprar comida?
14 - Nos últimos três meses, alguma vez, algum morador com menos de 18 anos de idade, fez apenas uma refeição ao dia ou ficou sem comer por um dia inteiro porque não havia dinheiro para comprar comida?

Extraído de: ESTUDO TÉCNICO n° 01/2014 Escala Brasileira de Insegurança Alimentar – EBIA: análise psicométrica de uma dimensão da Segurança Alimentar e Nutricional. https://fpabramo.org.br/acervosocial/wp-content/uploads/sites/7/2017/08/328.pdf

Figura 10 – Classificação e pontos de corte da Escala Brasileira de Insegurança Alimentar (EBIA).

	Domicílios com menores de 18 anos	Domicílios sem menores de 18 anos
SA	0	0
IL	1-5.	1-3.
IM	6-9.	4-5.
IG	10-14.	6-8.

*SA: Segurança Alimentar; IL: Insegurança Alimentar Leve; IM: Insegurança Alimentar Moderada; IG: Insegurança Alimentar Grave.
Extraído de: ESTUDO TÉCNICO nº 01/2014 Escala Brasileira de Insegurança Alimentar – EBIA: análise psicométrica de uma dimensão da Segurança Alimentar e Nutricional. https://fpabramo.org.br/acervosocial/wp-content/uploads/sites/7/2017/08/328.pdf

Figura 11 – Escala Brasileira de Insegurança Alimentar (EBIA) com 8 perguntas.

Perguntas	Opções de respostas		
1. Nos últimos três meses, os moradores deste domicílio tiveram a preocupação de que os alimentos acabassem antes de poderem comprar ou receber mais comida?	Sim	Não	Não sabe/Não respondeu
2. Nos últimos três meses, os alimentos acabaram antes que os moradores deste domicílio tivessem dinheiro para comprar mais comida?	Sim	Não	Não sabe/Não respondeu
3. Nos últimos três meses, os moradores deste domicílio ficaram sem dinheiro para ter uma alimentação saudável e variada?	Sim	Não	Não sabe/Não respondeu
4. Nos últimos três meses, os moradores deste domicílio comeram apenas alguns poucos tipos de alimentos que ainda tinham, porque o dinheiro acabou?	Sim	Não	Não sabe/Não respondeu
5. Nos últimos três meses, algum/a morador/a de 18 anos ou mais de idade deixou de fazer alguma refeição, porque não havia dinheiro para comprar comida?	Sim	Não	Não sabe/Não respondeu
6. Nos últimos três meses, algum/a morador/a de 18 anos ou mais de idade, alguma vez, comeu menos do que achou que devia, porque não havia dinheiro para comprar comida?	Sim	Não	Não sabe/Não respondeu
7. Nos últimos três meses, algum/a morador/a de 18 anos ou mais de idade, alguma vez, sentiu fome, mas não comeu, porque não havia dinheiro para comprar comida?	Sim	Não	Não sabe/Não respondeu
8. Nos últimos três meses, algum/a morador/a de 18 anos ou mais de idade, alguma vez, fez apenas uma refeição ao dia ou ficou um dia inteiro sem comer porque não havia dinheiro para comprar comida?	Sim	Não	Não sabe/Não respondeu

Extraído de: II VIGISAN – SA/IA e COVID-19, Brasil, 2021/2022

Figura 12 – Classificação e pontos de corte da Escala Brasileira de Insegurança Alimentar (EBIA) de oito itens.

Classificação	Pontos de corte
Segurança alimentar	0
Insegurança Alimentar Leve	1-3
Insegurança Alimentar Moderada	4-5
Insegurança Alimentar Grave	6-8

Extraído de: II VIGISAN – SA/IA e COVID-19, Brasil, 2021/2022

O resultado da pontuação classifica os domicílios conforme os quatro níveis de (in)segurança alimentar e nutricional (BRASIL, 2014):

- Segurança alimentar (SA) no domicílio: acesso regular e permanente a alimentos de qualidade e em quantidade suficiente;
- Insegurança alimentar leve (IAL): preocupação ou incerteza quanto à disponibilidade de alimentos no futuro em quantidade e qualidade adequadas, sendo que muitas vezes há redução em termos de qualidade para garantir ou manter a quantidade dos alimentos;
- Insegurança alimentar moderada (IAM): redução quantitativa de alimentos e/ou alteração nos padrões de alimentação em decorrência da falta de alimentos entre adultos. Geralmente, os adultos deixam de comer para ofertar o alimento às crianças;
- Insegurança alimentar grave (IAG): redução quantitativa de alimentos e/ou alteração nos padrões de alimentação em decorrência da falta de alimentos entre adultos e/ou crianças. A falta de alimentos ocorre entre todos os

moradores do domicílio; e/ou privação de alimentos, pois o domicílio passa a vivenciar a fome.

Em Saúde Coletiva, no contexto, por exemplo, de Unidades Básicas de Saúde (UBS) e escolas públicas, a escala EBIA também é utilizada, por meio do instrumento adaptado, denominado TRIA, a Triagem para Risco de IA. Em sua identificação, é realizado o encaminhamento do indivíduo/família para ações e programas de SAN, sendo estes: distribuição e o acesso imediato à alimentação (cestas emergenciais de alimentos, bancos de alimentos, cozinhas comunitárias, restaurantes populares) ou a longo prazo (programas de transferência de renda) (BRASIL, 2022) (**Figura 13**).

Figura 13 – Triagem para Risco de Insegurança Alimentar (TRIA).

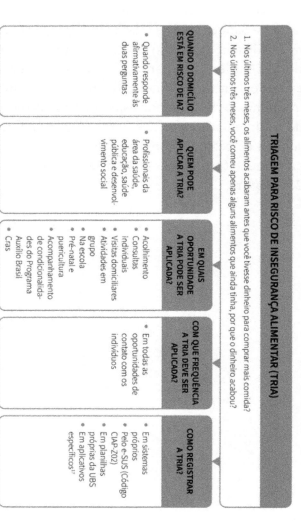

Extraído de: Brasil. Ministério da Saúde. Secretaria de Atenção Primária à Saúde. Departamento de Promoção da Saúde. Insegurança alimentar na atenção primária à saúde: manual de identificação dos domicílios e organização da rede [recurso eletrônico] / Ministério da Saúde, Secretaria de Atenção Primária à Saúde, Departamento de Promoção da Saúde. – Brasília: Ministério da Saúde, 2022. 20 p.: il

Para concluir e refletir...

No âmbito da SAN toda pessoa deve ter preservada a garantia do DHAA. No entanto, a conquista deste direito de forma institucionalizada é muito recente, tendo em vista que foi introduzido na Constituição Federal, somente em 2010. Infelizmente, ainda assim, se observam muitos desafios e desigualdades no país, reforçando lamentáveis situações de Insegurança Alimentar (IA), não efetivando este direito. Portanto, ainda permanece a necessidade de proteção e cumprimento do DHAA que objetive a SAN, com uma alimentação adequada e saudável para todos os brasileiros.

REFERÊNCIAS BIBLIOGRÁFICAS

AGÊNCIA IBGE. **POF 2017-2018:** proporção de domicílios com segurança alimentar fica abaixo do resultado de 2004; 2020. Disponível em: https://agenciadenoticias.ibge.gov.br/agencia-sala-de-imprensa/2013-agencia-de-noticias/releases/28896-pof-2017-2018-proporcao-de-domicilios-com-seguranca-alimentar-fica-abaixo-do-resultado-de-2004. Acesso em: 01 ago. 2023.

ASSEMBLEIA GERAL DA ONU. Declaração Universal dos Direitos Humanos (217 [III] A). ONU: Paris; 1948.

BÔAS, R. V. V.; SILVA SOARES, D. O direito humano à alimentação adequada: interdimensionalidade, efetividade, desenvolvimento humano e dignidade da pessoa humana. **Revista de Direitos Humanos e Efetividade**, v. 6, n. 2, p. 19-38, 2020.

BRASIL. **Câmara Interministerial de Segurança Alimentar e Nutricional. Plano Nacional de Segurança Alimentar e Nutricional** – PLANSAN 2016-2019. Brasília, DF: MDSA, CAISAN, 2017.

BRASIL. **Câmara Interministerial de Segurança Alimentar e Nutricional.** Plano Nacional De Segurança Alimentar e Nutricional (PLANSAN 2016-2019). 2016. Disponível em: http://www.cfn.org.br/wp--content/uploads/2016/05/PLANSAN-2016.pdf. Acesso em: 14 mar. 2023.

BRASIL. **Decreto nº 7.272, de 25 de agosto de 2010.** Regulamenta a Lei nº 11.346, de 15 de setembro de 2006, que cria o Sistema Nacional de Segurança Alimentar e Nutricional – SISAN com vistas a assegurar o direito humano à alimentação adequada, institui a Política Nacional de Segurança Alimentar e Nutricional – PNSAN, estabelece os parâmetros para a elaboração do Plano Nacional de Segurança Alimentar e Nutricional, e dá outras providências. DOU: Brasília, 25 de agosto de 2010.

BRASIL. **Emenda Constitucional nº 64, de 4 de fevereiro de 2010.** Altera o art. 6º da Constituição Federal, para introduzir a alimentação como direito social. Art. 2º Esta Emenda Constitucional entra em vigor na data de sua publicação. DOU: Brasília, 4 de fevereiro de 2010.

BRASIL. **II Inquérito Nacional sobre Insegurança Alimentar no Contexto da Pandemia da COVID-19 no Brasil** [livro eletrônico]: II VIGISAN: relatório final/ Rede Brasileira de Pesquisa em Soberania e Segurança Alimentar – PENSSAN. São Paulo, SP: Fundação Friedrich Ebert: Rede PENSSAN, 2022.

BRASIL. Lei nº 11.346 de 15 de setembro de 2006. **Cria o Sistema Nacional de Segurança Alimentar e Nutricional** – SISAN com vistas em assegurar o direito humano à alimentação adequada e dá outras providências. DOU: Brasília, 15 de set. de 2006.

BRASIL. Lei nº 11.346, de 15 de setembro de 2006. **Cria o Sistema Nacional de Segurança Alimentar e Nutricional** – SISAN com vistas em assegurar o direito humano à alimentação adequada e dá outras providências.

BRASIL. Ministério da Saúde. Secretaria de Atenção Primária à Saúde. Departamento de Promoção da Saúde. **Insegurança alimentar na atenção primária à saúde: manual de identificação dos domicílios e organização da rede** [recurso eletrônico]. Brasília: Ministério da Saúde, 2022. 20 p.: il.

BRASIL. Ministério do Desenvolvimento Social e Combate à Fome (MDS). Secretaria de Avaliação e Gestão da Informação (SAGI). **Escala Brasileira de Insegurança Alimentar – EBIA: análise psicométrica de uma dimensão da Segurança Alimentar e Nutricional.** Estudo Técnico. Brasília: MDS; 2014.

BRASIL. **Sistema Nacional de Segurança Alimentar e Nutricional.** Disponível em: https://www.gov.br/cidadania/pt-br/acesso-a-informacao/carta-de-servicos/desenvolvimento-social/inclusao-social-e-produtiva-rural/

sistema-nacional-de-seguranca-alimentar-e-nutricional. Acesso em: 01 mar. 2023.

FOOD AND AGRICULTURE ORGANIZATION – FAO. **The State of Food Security and Nutrition in the World 2014**. Disponível em: https://www.fao.org/publications/sofi/en/. Acesso em 22 jan. 2023.

FOOD AND AGRICULTURE ORGANIZATION – FAO. **The State of Food Security and Nutrition in the World 2021**. Disponível em: https://www.fao.org/publications/sofi/en/. Acesso em 22 jan. 2023.

GAMBA, J. C. M.; MONTAL, Z. M. C. O direito humano à alimentação adequada: revisitando o pensamento de Josué de Castro. **Revista Jurídica da Presidência**, v. 11, n. 95, p. 52-81, 2010.

GUERRA, L. D. S. **ComiDHAA de verdade para todos:** desafios para a efetivação do direito humano à alimentação adequada no cenário de crises no Brasil. Saúde e Sociedade, v. 31, 2022.

LEÃO, M. **O direito humano à alimentação adequada e o sistema nacional de segurança alimentar e nutricional.** Brasília: ABRANDH, 2013. 263 p.: il.

ORGANIZAÇÃO PAN-AMERICANA DA SAÚDE. **Sistemas alimentares e nutrição:** a experiência brasileira para enfrentar todas as formas de má nutrição. Brasília, DF: OPAS; 2017.

REDE PENSSAN. **II Inquérito Nacional sobre Insegurança Alimentar no Contexto da Pandemia da COVID-19 no Brasil**. São Paulo, 2022. Disponível em: Disponível em: https://olheparaafome.com.br/wp-content/uploads/2022/06/Relatorio-II-VIGISAN-2022.pdf . Acesso em: 24 jul. 2023.

SILVA, M.Z.T. A segurança e a soberania alimentares: conceitos e possibilidades de combate à fome no Brasil. **Configurações. Revista Ciências Sociais**, n. 25, p. 97-111, 2020.

SILVA, S. A. *et al.* **Análise das políticas brasileiras para segurança alimentar: estratégias adotadas para enfrentar os desafios do Brasil no contexto do II Plano Nacional de Segurança Alimentar e Nutricional (PLANSAN).** Tecnologias para sustentabilidade | Debates Interdisciplinares, p. 207-231, 2018.

CAPÍTULO 4
PESQUISAS: PRINCIPAIS INQUÉRITOS RELACIONADOS À ALIMENTAÇÃO E NUTRIÇÃO

Principais Tópicos do Capítulo

- Inquéritos populacionais são essenciais para o planejamento e a avaliação das políticas públicas;
- O primeiro inquérito de saúde, na área de alimentação e nutrição, foi conduzido por Josué de Castro, com seus resultados expressos nas obras: "As condições de vida das classes operárias no Recife" e "Alimentação e Raça";
- O pioneiro e mais abrangente inquérito, até então, foi Estudo Nacional de Despesa Familiar (ENDEF) que apresentou a situação alimentar e nutricional da população do país entre 1974 e 1975;
- Em continuidade ao ENDEF, temos a Pesquisa de Orçamentos Familiares (POF), realizada até hoje;
- A Pesquisa Nacional sobre Saúde e Nutrição (PNSN) e a Pesquisa Nacional por Amostra de Domicílios (PNAD) foram descontinuadas, sendo que esta última é denominada, atualmente, Pesquisa Nacional por Amostra de Domicílios Contínua (PNAD Contínua);
- A Vigilância de Fatores de Risco e Proteção para Doenças Crônicas por Inquérito Telefônico (VIGITEL) ocorre anualmente e é fundamental para o monitoramento de propostas e planos governamentais na área;
- A Pesquisa Nacional de Saúde (PNS) é a mais completa e abrangente pesquisa nacional, considerada padrão-ouro.

Para que questões específicas entrem na agenda decisória, precisamos lembrar do ciclo das políticas públicas do **Capítulo 2,** que apresentavam 5 estágios: percepção e definição de problemas; formação da agenda decisória; formulação de programas e projetos; implementação das políticas delineadas; monitoramento e avaliação das ações planejadas (RAEDER, 2014). Em todas estas etapas são fundamentais estudos, também chamados de Inquéritos de Saúde.

E agora você irá se perguntar, mas por qual motivo os Inquéritos de Saúde são extremamente importantes? Justamente, pois fornecem dados e informações científicas que subsidiam e respaldam desde a definição de políticas públicas até seu monitoramento e avaliação. Pensando na área da saúde, sua utilização é cada vez maior enquanto ferramenta utilizada no planejamento em saúde (VICTORA, 2022). Por isso, agora vamos conhecer os principais inquéritos de saúde, particularmente, aqueles mais intrinsecamente relacionados à alimentação e nutrição.

4.1 INQUÉRITOS DE SAÚDE

Ao se desenvolver uma pesquisa é essencial determinar previamente o desenho do estudo. Em termos de classificação da investigação dos estudos epidemiológicos, nós temos os observacionais descritivos e os analíticos (com delineamento transversal, caso-controle, coorte e ecológico) e experimentais (ensaio clínico randomizado e ensaio comunitário) (BONITA; BEAGLEHOLE; KJELLSTRÖM, 2010).

Conceitos e Definições

Estudo epidemiológico: preconiza o estudo da distribuição e dos determinantes das doenças ou das condições relacionadas à saúde em populações (BONITA; BEAGLEHOLE; KJELLSTRÖM, 2010).

Os Inquéritos em Saúde são estudos observacionais, isso significa que os fatos e eventos não são modificados pelo pesquisador, sendo observada a exposição natural dos indivíduos ou grupos (observacional) e enquadram-se, usualmente, em transversais e, por vezes, de coorte (BARROS, 2008; SILVA; PINTO, 2021).

No caso do delineamento transversal, é retratado um momento, evidenciando a situação de cada indivíduo, mas não há um acompanhamento ao longo do tempo, considera-se como uma "fotografia do tempo", da situação daquele período, portanto, não mostram uma relação de temporalidade ou de causalidade (BONITA; BEAGLEHOLE; KJELLSTRÖM, 2010). Acabam por ser os mais utilizados, pois são menos complexos, demandam menos tempo e investimento financeiro (BONITA; BEAGLEHOLE; KJELLSTRÖM, 2010). Já entre os estudos de coorte, a população tem em comum um conjunto de características acompanhadas ao longo do tempo com o intuito de analisar sua evolução, são mais longos e demandam maior investimento financeiro (BONITA; BEAGLEHOLE; KJELLSTRÖM, 2010).

Os Inquéritos de Saúde, por definição, são estudos que envolvem distintos aspectos relacionados ao estado de saúde e utilização de serviços de saúde, em geral, realizados como o que chamamos de estudos de base populacional, aqueles que apresentam, portanto, amostras que são representativas de uma população, em um determinado local, portanto, ser um estudo de delineamento transversal não significa menor qualidade ou que não será importante (BARROS, 2008; SILVA; PINTO, 2021).

Ao contrário disso, os inquéritos populacionais de saúde são extremamente relevantes e tiveram implementação mais significativa a partir dos anos 60, no Brasil, mais especificamente em 1967, com a Pesquisa Nacional por Amostra de Domicílio (PNAD), importante instrumento para formulação, validação e avaliação de políticas voltadas ao desenvolvimento socioeconômico da população e a melhoria das condições de vida, sendo desenvolvida pelo Instituto Brasileiro de Geografia e Estatística (IBGE), principal responsável pela realização deste e outros inquéritos nacionais (MALTA *et al.*, 2008; SILVA; PINTO, 2021).

Outros importantes exemplos de inquéritos nacionais, são a Pesquisa de Orçamentos Familiares (POF) e o VIGITEL (Vigilância de Fatores de Risco e Proteção para Doenças Crônicas por Inquérito Telefônico), que serão abordados em maior profundidade nos próximos tópicos deste capítulo (MALTA *et al.*, 2008; SILVA; PINTO, 2021). Também se ressalta que temos inquéritos regionais, sendo o primeiro deles realizado na década de 1970, em Ribeirão Preto (SP) sobre morbidade referida e uso de serviços de saúde (BARROS, 2008).

Outros dois exemplos são: o Inquérito de Saúde de São Paulo (ISA-Capital) da Faculdade de Saúde Pública da Universidade de São Paulo em parceria com a Prefeitura do município de São Paulo, com as "fotografias" das condições de vida e saúde da população de São Paulo, registradas nos anos de 2003, 2008 e 2015, com uma nova edição em 2023; e a Coorte de Nascimentos de Pelotas (RS) da Universidade Federal de Pelotas, iniciada em 1982, com mais três pesquisas em andamento nos anos de 1993, 2004 e 2015, com uma nova edição em 2023, tendo o objetivo de manter um registro de mudanças no perfil epidemiológico do população, avaliando em detalhes a situação de saúde perinatal dos recém-nascidos, como bem como para permitir associações entre determinantes e desfechos do início da fase adulta (BARROS *et al.*, 2008; ALVES *et al.*, 2015).

Nestes estudos, a metodologia é padronizada para amostragem, com uso de questionários originais ou já elaborados previamente (validados), como exemplo, os questionários traduzidos para o português, validados e amplamente utilizados em inquéritos: o *Alcohol Use Disorders Identification Test* (AUDIT), *Medical Outcome Studies – 36 Item Short Form Health Survey* (SF-36), Questionário Internacional de Atividade Física (QIAF), o Índice de Qualidade da Dieta Revisado para população brasileira (IQD-R) e o *Self Reporting Questionnaire* (SRQ-20), bem como a mensuração de parâmetros biológicos (como antropometria e exames laboratoriais) (BONITA; BEAGLEHOLE; KJELLSTRÖM, 2010).

Como instrumento de coleta de dados, os questionários, podem ser aplicados por entrevistadores treinados em entrevistas face a face (presenciais), entrevistas por telefone, questionários autorrespondidos (enviados por e-mail ou disponíveis em sites e aplicativos, por exemplo) e geralmente, incluem questões de uma ou mais temáticas que abordam (BARROS, 2008; MALTA *et al.*, 2008; SILVA; PINTO, 2021; VICTORA, 2022):

- Informações sobre a totalidade dos problemas de saúde percebidos e referidos por uma população;
- Informações sobre a totalidade dos serviços de saúde utilizados (principalmente, no monitoramento das DCNTs);
- Informações demográficas e socioeconômicas, que permitem estratificar todos os indicadores estudados para subgrupos populacionais, evidenciando e monitorando

desigualdades em saúde, além do estilo de vida ou comportamentos de saúde passíveis de modificação (tabagismo, prática de atividade física, dieta e consumo de álcool).

4.2 JOSUÉ DE CASTRO E A GEOGRAFIA DA FOME

Com relação aos inquéritos, falamos sobre os principais, e dos que ainda são destaque ou estão vigentes, tanto em nível federal, quanto municipal, mas não podemos esquecer do registro que data período anterior. Os primeiros inquéritos nutricionais no país foram realizados nas décadas de 30 e 40, coordenados por Josué de Castro, que já o introduzimos no **Capítulo 1** (SILVA; NUNES, 2017). Suas contribuições acerca do campo, especialmente, quanto às suas publicações e o desenvolvimento de um Inquérito de Saúde, são destacadas a seguir (BRASIL, 2015):

- O problema da alimentação no Brasil (1933);
- Salário-mínimo (1935);
- As condições de vida das classes operárias no Recife (1936);
- Alimentação e raça (1936);
- Documentário sobre o Nordeste e Alimentação brasileira à luz da geografia humana (1937);
- *Science et technique* (1938);
- Geografia humana (1939);
- Fisiologia dos tabus (1939);
- Geografia da fome (1946);
- Geopolítica da Fome (1951);
- Livro Negro da Fome (1960).

Em 1932, Josué de Castro desenvolveu um inquérito de saúde, com questionário aplicado entre 500 famílias de trabalhadores residentes em Recife (cerca de 3.000 indivíduos), realizado nos bairros de Santo Amaro, Encruzilhada e Torre, em Pernambuco. Este estudo foi aprofundado em 1935 e publicado em 1936, sob o título: "As condições de vida das classes operárias no Recife", além de constar na obra "Alimentação e Raça", portanto, o primeiro inquérito desta natureza no país (ARRUDA; ARRUDA, 2007).

Neste Inquérito de Saúde, Josué de Castrou avaliou o consumo alimentar dos indivíduos e constatou que a maior parte dos trabalhadores possuía a fome crônica, devido aos baixos salários e, consequente, dificuldade em realizar a aquisição, além da falta de acesso aos alimentos complementares (leite, pão, não havendo consumo de frutas, legumes e verduras), bem como dos básicos (feijão, farinha e charque) (ANDRADE, 1997; ARRUDA; ARRUDA, 2007). Além disso, elaborou, com dados concretos, a primeira cesta básica de alimentos de famílias brasileiras, avaliou o perfil de despesas com alimentação, habitação, educação, transporte, vestuário e saúde, mostrando que a fome não é apenas fenômeno biológico, mas especialmente, econômico, político e social (ANDRADE, 1997; ARRUDA; ARRUDA, 2007; ALVES, 2010).

Conceitos e Definições

Fome Crônica: quando a alimentação habitual do indivíduo não fornece a energia suficiente para a manutenção do seu organismo e exercício de suas atividades diárias (MONTEIRO, 2003).

Dentre as consequências desse consumo alimentar, observaram-se a redução de força para atividade laboral, desempenho e produtividade, além de maiores taxas de mortalidade, gerando um ciclo vicioso de fome, doença e pobreza devido às condições de vida precárias (ALVES, 2010). Cabe destacar que a repercussão deste estudo foi tão grande que se reconhece a sua influência na formulação da política que institui salário-mínimo, regulamentada pelo Decreto-Lei nº 299, de 30 de abril de 1938 e Decreto Lei nº 2.162, de 1º de maio de 1940, pois ele o defendia como recurso de garantia da SAN (BRASIL, 1938; BRASIL, 1940; ARRUDA; ARRUDA, 2007).

Os seus trabalhos se expandiram de Recife para o Brasil, com destaque para a sua principal obra e título desta seção "A geografia da fome" (1946), síntese de seus estudos anteriores, introduz os conceitos de áreas alimentares, áreas de fome endêmica, áreas de fome epidêmica, áreas de subnutrição e mosaico alimentar brasileiro, consolidando as suas pesquisas e o seu conhecimento sobre a alimentação no Brasil e reforçando a fome como fenômeno social, sendo uma obra replicada em 11 edições sucessivas e traduzida em mais de 20 idiomas, tornando Josué de Castro referência internacional (ANDRADE, 1997; ARRUDA; ARRUDA, 2007; ALVES, 2010).

Nesta publicação, elaborou o primeiro mapa da fome no país, dividido em cinco diferentes áreas, de acordo com a distribuição geográfica e estados da época, sendo eles: (1) Área Amazônica: Amazonas, Pará, parte do Mato Grosso, Goiás e Maranhão, além do Amapá e Rio Branco; (2) Nordeste Açucareiro ou Zona da Mata Nordestina: litoral nordestino, do Estado da Bahia ao Ceará; (3) Sertão Nordestino – Piauí, Ceará, Rio Grande do Norte, Paraíba, Pernambuco, Alagoas, Sergipe e Bahia; (4) Centro-Oeste – Minas Gerais, Goiás e Mato Grasso; e (5) Extremo Sul – Guanabara, Rio de Janeiro, São Paulo, Paraná, Santa Catarina e Rio Grande do Sul (VASCONCELOS, 2008).

As áreas alimentares correspondem aos principais alimentos representativos da região geográfica (MONTEIRO, 2003; VASCONCELOS, 2008). Fome endêmica, foi o nome dado a região geográfica em que pelo menos metade da população apresentava carências nutricionais permanentes. A fome epidêmica, a região geográfica em que, pelo menos, metade da população apresenta apresentava carências nutricionais transitórias (MONTEIRO, 2003; VASCONCELOS, 2008). Por áreas de subnutrição, área em que os desequilíbrios e as carências alimentares atingem grupos reduzidos da população (VASCONCELOS, 2008). E, por fim, mosaico alimentar brasileiro, representava os tipos de dietas brasileiros, considerando a sua regionalidade (VASCONCELOS, 2008).

Figura 14 – Mapa das áreas alimentares do Brasil, propostas por Josué de Castro.

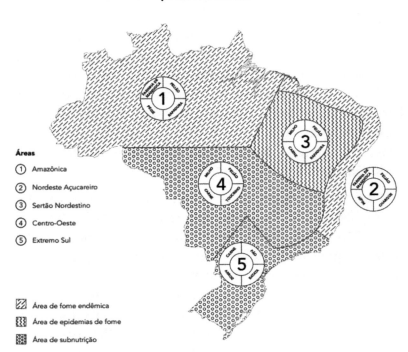

Extraída de VASCONCELOS et al., 2008

4.3 ESTUDO NACIONAL DE DESPESA FAMILIAR (ENDEF)

O Estudo Nacional de Despesa Familiar (ENDEF) foi o pioneiro e mais abrangente estudo nacional que apresentou a situação alimentar e nutricional da população do país entre 1974 e 1975 (MENEZES; OSÓRIO, 2009). Realizado pelo IBGE com assessoria da *Food and Agriculture Organization* (FAO), teve por objetivo avaliar o consumo alimentar, a estrutura de despesa familiar e o estado nutricional de uma amostra da população brasileira e para atender às necessidades de planejamento dos setores público e privado, sendo representativa dos Estados da Federação (MENEZES; OSÓRIO, 2009; LEME, 2014).

A amostra foi composta por aproximadamente 55.000 famílias, residentes em todos os estados e regiões metropolitanas, porém não houve inclusão da área rural das regiões Norte e Centro-Oeste, devido a dificuldades de acesso na época (VASCONCELOS, 2008; LEME, 2014):

- Região 1 - Rio de Janeiro;
- Região 2 - São Paulo;
- Região 3 - Paraná, Santa Catarina e Rio Grande do Sul;
- Região 4 - Minas Gerais e Espírito Santo;
- Região 5 - Maranhão, Piauí, Ceará, Rio Grande do Norte, Paraíba, Pernambuco, Alagoas, Sergipe e Bahia;
- Região 6 - Distrito Federal (Brasília);
- Região 7 - Rondônia, Acre, Amazonas, Roraima, Pará, Amapá, Mato Grosso do Sul, Mato Grosso e Goiás. Mato Grosso do Sul, Mato Grosso e Goiás constituem uma subdivisão da região 7 (chamada no inquérito de região 7-B ou 8).

Na área de alimentação e nutrição, este inquérito representou um grande avanço, pois as informações alimentares foram coletadas por meio da pesagem direta (para determinar a massa do alimento), por sete dias consecutivos e durante um ano de coleta (entre 18 de agosto de 1974 e 15 de agosto de 1975 – fase de campo), o que permitiu realizar a estimativa média de ingestão habitual dos nutrientes, além de trazer maior precisão nas informações (MENEZES; OSÓRIO, 2009). Outra grande conquista para área, foram os estudos procedentes do ENDEF, com a publicação de uma Tabela de Composição de Alimentos do IBGE (documento oficial sobre a composição dos alimentos em termos de energia, macro e micronutrientes), amplamente utilizada por profissionais e estudantes (MENEZES; OSÓRIO, 2009).

Além das informações sobre alimentos no domicílio, também foram coletados outros dados socioeconômicos, tais como: composição familiar (sexo, idade, chefe da família), emprego, renda e dados antropométricos dos residentes dos domicílios avaliados na pesquisa (MENEZES; OSÓRIO, 2009; LEME, 2014). Os principais resultados do ENDEF (1974/1975) demonstraram alta prevalência da desnutrição infantil no Brasil, sendo ainda maiores nas regiões Nordeste (27%) e Norte (24,5%), considerando apenas a área urbana – tendo em vista a dificuldade na coleta –, além de elevada prevalência de desnutrição (18,4%) em crianças menores de 5 anos (MONTEIRO et al., 1993). Os 25% mais pobres apresentavam os maiores percentuais (30,5% *versus* 6,1% entre os mais ricos), o que demonstrou uma insuficiência no consumo de proteínas e de calorias (MONTEIRO et al., 1993).

4.4 PESQUISA DE ORÇAMENTOS FAMILIARES (POF)

Em sua primeira edição, a POF foi chamada de Estudo Nacional de Despesa Familiar (ENDEF), como vimos na seção anterior, realizada pelo IBGE com assessoria da FAO (MENEZES; OSÓRIO, 2009). A mudança não foi restrita a nomenclatura, mas a uma nova proposta metodológica (MENEZES; OSÓRIO, 2009).

A segunda edição, realizada em 1987/1988 (de março de 1987 até fevereiro de 1988) foi conduzida pelo IBGE, com amostra representativa da população brasileira (MENEZES; OSÓRIO,

2009). No intuito de verificar mudanças nas despesas e nos hábitos dos brasileiros, foram realizados mais inquéritos em edições seguintes (outubro de 1995 a setembro de 1996; julho de 2002 a junho de 2003; 2008/2009, maio de 2008 a maio de 2009, junho de 2017 a julho de 2018) a contar com o ENDEF, que são utilizados em diversas pesquisas que fazem esse monitoramento (IBGE, 2020; IBGE, 2021; IBGE, 2023):

- ENDEF 1974/1975 – Todos os estados e regiões metropolitanas, excluindo-se a área rural na região Norte e Centro-Oeste;
- POF 1987/1988 – 9 Regiões Metropolitanas, Goiânia e Distrito Federal;
- POF 1995/1996 – Regiões Metropolitanas de Belém, Fortaleza, Recife, Salvador, Belo Horizonte, Rio de Janeiro, São Paulo, Curitiba e Porto Alegre, além de Brasília e do município de Goiânia;
- POF 2002/2003 – Grandes Regiões, Unidades da Federação, Regiões Metropolitanas e Municípios das Capitais;
- POF 2008/2009 – Brasil e Grandes Regiões (urbano/rural); Unidades da Federação (urbano), Regiões Metropolitanas e Municípios das capitais, cobrindo todo o Território Nacional;
- POF 2017/2018 – Brasil e Grandes Regiões (urbano/rural); Unidades da Federação (urbano), Regiões Metropolitanas e Municípios das capitais, cobrindo todo o Território Nacional.

A POF tem por objetivo analisar gastos (despesas), recebimentos (receitas), a partir da análise dos orçamentos domésticos, e o consumo das famílias segundo estratos de renda por um período de 12 meses (IBGE, 2023). Nessa pesquisa, também é estimada, indiretamente, a quantidade de alimentos consumida em domicílio, por meio da estimativa do gasto familiar com alimentação (IBGE, 2023). O gasto com alimentos é coletado por meio de uma caderneta de despesas preenchida diariamente durante sete dias (IBGE, 2023). Estes dados têm representatividade nacional e para as cinco macrorregiões (IBGE, 2023).

As edições POF 2008/2009 e 2017/2018 possuem em seu questionário, contempladas nove dimensões e temas como a renda, moradia, acesso aos serviços de utilidade pública, saúde, educação, acesso aos serviços financeiros e padrão de vida, alimentação, transporte e lazer e viagem (IBGE, 2021).

Figura 15 – Painel das dimensões e temas contemplados na POF.

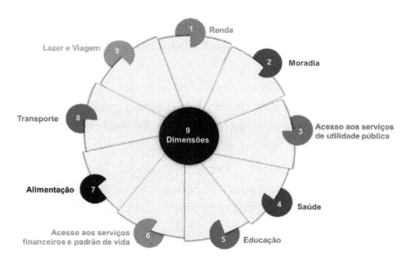

Extraído de IBGE, Diretoria de Pesquisas, Coordenação de Trabalho e Rendimento, Pesquisa de Orçamentos Familiares 2017-2018

Em termos de resultados relacionados à alimentação, a participação nas despesas familiares foi de 17,5% na POF 2017-2018 (em terceiro lugar, superado por 1º: habitação e 2º: transporte), 19,8%, na POF 2008-2009 e 20,8% na POF 2002-2003 (IBGE, 2020). O consumo de frutas, verduras e legumes apresentou pequena redução entre a POF de 2008-2009 e a POF 2017-2018 e continua muito longe do ideal recomendado pela OMS (400g diariamente) (IBGE, 2020).

Para o total da população brasileira, ainda parece haver uma manutenção da alimentação base e parte da nossa cultura, do famoso arroz com feijão, parte do PF (prato feito), sendo que, praticamente, metade (53,4%) das calorias consumidas foi proveniente de alimentos *in natura* ou minimamente processados, 15,6% de ingredientes culinários processados, 11,3% de alimentos processados e 19,7% de alimentos ultraprocessados (IBGE, 2020). Em termos de SAN, em 2017-2018, 63,3% dos domicílios avaliados estavam nesta situação, enquanto 36,7% domicílios estavam com algum grau de IA, avaliado por meio da Escala EBIA (IBGE, 2020).

Portanto, podemos perceber que como contribuição ao campo das políticas públicas, a POF possui muitas aplicações, como subsidiar o estabelecimento de prioridades na área social, visando melhoria da qualidade de vida da população, particularmente, quanto a pobreza, desigualdade social, alimentação e nutrição, orientação alimentar e de produção e distribuição de alimentos, entre outras.

4.5 PESQUISA NACIONAL DE DEMOGRAFIA E SAÚDE (PNDS)

A Pesquisa Nacional de Demografia e Saúde (PNDS), foi realizada pela Sociedade Civil Bem-Estar Familiar no Brasil (BEMFAM), pelo *ORC Macro International*, IBGE e pelo Ministério da Saúde, fazendo parte do programa mundial de Pesquisas de Demografia e Saúde (DHS) (MENEZES; OSÓRIO, 2009).

Ela objetivou avaliar os níveis e tendências da fecundidade, conhecimento e uso de métodos contraceptivos, além de possibilitar o estudo da saúde materno-infantil, mortalidade materna, Doenças Sexualmente Transmissíveis e Síndrome da Imunodeficiência Adquirida (DSTs/AIDS), gravidez, assistência pré-natal e parto, principais causas de doenças predominantes na infância (diarreia e infecções respiratórias), imunização, estado nutricional e acesso à água e esgoto (MENEZES; OSÓRIO, 2009). Em relação à alimentação e nutrição, foram avaliados a prática do aleitamento materno e dados antropométricos (peso e altura), das mulheres e crianças, o que permitiu a construção dos índices nutricionais de altura/idade, peso/idade e peso/altura para menores de cinco anos (MENEZES; OSÓRIO, 2009).

A pesquisa teve edições nos anos de 1986, 1991, 1996 e 2006, sendo a última organizada por um consórcio de instituições lideradas pelo Núcleo de Estudos de População "Elza Berquó" da Universidade Estadual de Campinas (NEPO/UNICAMP) (BRASIL, 2009; MENEZES; OSÓRIO, 2009). Em 1991, foi realizada somente na região Nordeste e, as demais, em âmbito nacional. A amostra é representativa das áreas urbanas e rurais de sete regiões: Rio de Janeiro, São Paulo, Sul, Centro-Leste, Nordeste, Norte (área urbana) e Centro-Oeste, além de estimativas independentes para os estados de Minas Gerais, Rio Grande do Norte, Bahia, Pernambuco, Ceará e Rio Grande do Sul (BRASIL, 2009; MENEZES; OSÓRIO, 2009).

A PNDS (1996), mostrou a situação da época, refletida em desnutrição crônica, sendo duas vezes maior nas áreas rurais (24,5%) quando comparada com as áreas urbanas (9,4%), com maior proporção no Nordeste (22,8%) e no Norte (20,1%) do país (BRASIL, 2009). A comparação entre as pesquisas, ou seja, das edições de 1996 e 2006, evidenciou redução substancial no risco de desnutrição infantil no Brasil, em particular na região Nordeste e nos estratos de menor renda (BRASIL, 2009). Quanto à proporção em aleitamento exclusivo aos 2-3 meses, houve aumento de 26,4% em 1996 para 48,3% em 2006 (BRASIL, 2009).

A pesquisa passou, em 2006, por modificações em seu instrumento de coleta, incorporando novos temas no questionário de pesquisa como, SAN, acesso a medicamentos, deficiência de vitamina A e anemia ferropriva, por outro lado, deixou de coletar as informações sobre mortalidade materna, DSTs e AIDS e um questionário específico para os homens, presentes, até então, na última edição (PNDS-1996) (BRASIL, 2009). Quanto à segurança alimentar avaliada por meio da escala EBIA, em 2006, constatou-se que estava presente em 62,5% dos domicílios pesquisados, variando de 75% na região Sul para 45% na região Nordeste. A IAG foi mais frequente em domicílios dos estratos sociais D (8,4%) e E (18,7%), e naqueles onde a pessoa de referência era mulher ou indivíduo de baixa escolaridade (BRASIL, 2009).

4.6 PESQUISA NACIONAL SOBRE SAÚDE E NUTRIÇÃO (PNSN)

A Pesquisa Nacional sobre Saúde e Nutrição (PNSN) foi concebida pelo Instituto Nacional de Alimentação e Nutrição (INAN), com a colaboração do Instituto de Planejamento de

Gestão Governamental (IPLAN) e IBGE, sendo realizada de 3 de julho a 15 de setembro de 1989 (em uma única edição), com abrangência nacional e população tanto urbana, quanto rural (exceto Região Norte), totalizando uma amostra de 17 mil domicílios e 62 mil pessoas entrevistadas (BRASIL, 1990; MENEZES; OSÓRIO, 2009).

O objetivo principal foi de apurar os indicadores da situação nutricional da população brasileira, investigando a desnutrição, em termos de localização, quantidade de pessoas desnutridas, gravidade e a situação nutricional geral da população (suplementação alimentar, aleitamento materno), portanto foi realizada a avaliação antropométrica e coletados dados de peso e altura para cálculo do Índice de Massa Corporal (IMC) entre adultos e estimada a relação dos índices de peso/Idade e altura/idade para crianças e adolescentes, mas não houve avaliação do consumo alimentar (BRASIL, 1990; MENEZES; OSÓRIO, 2009).

Foram também investigados temas como: características do domicílio, renda, ocupação e saúde (acesso a serviços de saúde, história obstétrica da mulher), para caracterizar as condições de saúde e a estrutura socioeconômica das famílias (BRASIL, 1990; MENEZES; OSÓRIO, 2009).

Quanto aos resultados, observou-se uma diminuição da desnutrição em relação aos resultados indicados no ENDEF (1984/1985), no entanto, com menores reduções nas Regiões Norte e Nordeste (MONTEIRO *et al.*, 1993). Para crianças menores de cinco anos, a prevalência de desnutrição mensurada pela relação índice peso/idade foi de 7,1%, inferior aos 18,4% do ENDEF (redução de mais de 60%), sendo ainda maior naquelas de menor renda familiar *per capita* (13,6%, em comparação aos 1,4% daquelas de maior renda) (MONTEIRO *et al.*, 1993). Observou-se também, que cerca de 27 milhões de brasileiros (32%) apresentavam excesso de peso (IMC >= 25 kg/m^2), sendo que destes 27% eram homens e 38% eram mulheres com obesidade, evidenciando a situação de transição nutricional brasileira (MONTEIRO *et al.*, 1993).

4.7 PESQUISA NACIONAL POR AMOSTRA DE DOMICÍLIOS (PNAD)

A Pesquisa Nacional por Amostra de Domicílios (PNAD), realizada pelo IBGE, iniciou-se na década de 1960, mais especificamente no segundo trimestre de 1967, sendo os seus resultados apresentados trimestralmente até 1970. Em 1971, passaram a ser anuais, com realização no último trimestre, sendo sempre interrompidos nos anos em que foram realizados os Censos Demográficos (IPEA, 2023). Portanto, a PNAD era uma pesquisa que servia de apoio para falta de informações nos períodos entre os Censos e com investigação de temas de interesse não abordados neles (IPEA, 2023).

Em 1974-1975, por conta da realização do Estudo Nacional da Despesa Familiar – ENDEF, o levantamento da PNAD também foi interrompido (IPEA, 2023). Em 1994, não foi realizada considerando a priorização dos dados para divulgação das PNAD 1992 e 1993, que na época, encontravam-se atrasados (IPEA, 2023). A PNAD passou por diversas atualizações em sua metodologia, seja quanto ao plano amostral, como relacionadas à abrangência e às conceituações dos aspectos pesquisados, alterados de acordo e em conformidade com o preconizado internacionalmente (SOUZA, 1990; IPEA, 2023).

A pesquisa tem por objetivo gerar informações sobre as características de saúde da população brasileira e apresentar um perfil das necessidades em saúde no país (SOUZA, 1990; IPEA, 2023). É estruturada em três formas de pesquisa: a básica, a suplementar e a especial (SOUZA, 1990; IPEA, 2023). A básica realiza o monitoramento de questões socioeconômicas populacionais, tais como: habitação, renda, mão de obra, características demográficas e educacionais (SOUZA, 1990; IPEA, 2023). Já o Suplemento, investiga questões quanto ao acesso e utilização de serviços de saúde, cobertura por planos de saúde e fatores de risco, variáveis ligadas às da pesquisa básica (SOUZA, 1990; IPEA, 2023). Por fim, as especiais relatam assuntos de maior complexidade quando comparados às anteriores (SOUZA, 1990; IPEA, 2023).

Somente em 2004, passa a ter abrangência completa contemplando todo território nacional, com a inclusão das áreas rurais da região Norte (SOUZA, 1990; IPEA, 2023). Na edição de 2008, houve a inclusão de temas como: sedentarismo, violência, acidentes de trânsito e atenção domiciliar de urgência (SOUZA, 1990; IBGE, 2016; IPEA, 2023). Os resultados quanto à (in)segurança alimentar, inseridos como um dos instrumentos de pesquisa, por meio da EBIA, mostraram melhora da situação de segurança alimentar da população brasileira (passando de 65,1% em 2004 para 77,4% em 2013) e, ainda, com uma redução em todos os níveis de IA na época (SILVA TAVARES; CRUZ LIMA, 2021).

É importante destacar que a PNAD foi encerrada em 2016, com a divulgação das informações referentes ao ano de 2015 (IBGE, 2023). Com uma nova metodologia, passou a ter uma continuidade por meio da Pesquisa Nacional por Amostra de Domicílios Contínua – PNAD Contínua (implantada, experimentalmente, em outubro de 2011 e, a partir de janeiro de 2012, em caráter definitivo), com maior abrangência nacional (IBGE, 2023). Sua existência foi fundamental no quesito formulação, validação e avaliação de políticas voltadas, principalmente, para o desenvolvimento social, econômico, demográfico e a melhoria das condições de vida (IBGE, 2023; IPEA, 2023).

A PNAD Contínua, por sua vez, apresenta periodicidade de divulgação das informações mensal (indicadores relacionados à força de trabalho e somente para o nível geográfico de Brasil), trimestral (indicadores relacionados à força de trabalho para todos os níveis de divulgação da pesquisa), anual (demais temas permanentes da pesquisa e indicadores complementares à força de trabalho) e variável (outros temas ou tópicos dos temas permanentes a serem pesquisados com maior periodicidade ou ocasionalmente), sendo pesquisados os temas (IBGE, 2023):

- Educação;
- Acesso à televisão e à Internet e posse de telefone móvel celular para uso pessoal;
- Habitação;
- Características gerais dos moradores;
- Informações adicionais da força de trabalho;
- Outras formas de trabalho (afazeres domésticos, cuidados de pessoas, produção para o próprio consumo e trabalho voluntário);
- Trabalho de crianças e adolescentes;
- Rendimentos de outras fontes.

4.8 VIGILÂNCIA DE FATORES DE RISCO E PROTEÇÃO PARA DOENÇAS CRÔNICAS POR INQUÉRITO TELEFÔNICO (VIGITEL)

O Sistema VIGITEL ou a Vigilância de Fatores de Risco e Proteção para Doenças Crônicas por Inquérito Telefônico compõe o sistema de Vigilância de Fatores de Risco para DCNT do Ministério da Saúde e foi iniciado em 2006 (VIGITEL, 2022). A partir dele são avaliadas informações de indivíduos com 18 anos ou mais sorteados entre residentes dos domicílios selecionados (VIGITEL, 2022; VIGITEL, 2023). A coleta destes dados é realizada por meio de um telefone fixo (a partir de 2022 as ligações também passaram a incluir os telefones celulares), entre residentes das capitais dos 26 estados brasileiros e o Distrito Federal, com periodicidade anual (VIGITEL, 2022; VIGITEL, 2023).

Este inquérito tem por objetivo monitorar e avaliar a evolução anual das DANT (Doenças e Agravos Não Transmissíveis, como exemplo diabetes, obesidade, câncer, doenças respiratórias crônicas e cardiovasculares) no Brasil, além do padrão de alimentação e de atividade física associadas à ocorrência de DCNT. Outro objetivo, é o de analisar seus determinantes sociais, econômicos, comportamentais e políticos para subsidiar políticas e estratégias de prevenção e promoção da saúde, fortalecendo o sistema de saúde para o controle dos pacientes com DANT (VIGITEL, 2022; VIGITEL, 2023).

Os temas, portanto, abordados em seu questionário compreendem (VIGITEL, 2022; VIGITEL, 2023):

- Tabagismo;
- Excesso de peso e obesidade;
- Consumo alimentar;
- Atividade física;
- Consumo de bebidas alcoólicas;
- Condução de veículo motorizado após consumo de qualquer quantidade de bebidas alcoólicas;
- Autoavaliação do estado de saúde;
- Prevenção de câncer;
- Morbidade referida.

Temas pontuais também foram tratados em algumas de suas edições, considerando sua relevância e importância ao período: proteção contra raios ultravioletas (2007 a 2010); comportamento no trânsito (a partir de 2011); ações de combate à dengue (2012); e a COVID-19 (2021) (VIGITEL, 2022; VIGITEL, 2023).

É importante o destaque para as ações do Vigitel quanto ao monitoramento das metas propostas no Plano de Ações Estratégicas para o Enfrentamento das Doenças Crônicas Não Transmissíveis no Brasil, 2011-2022, assim como embasam as metas do Plano de Ações Estratégicas para o Enfrentamento das Doenças Crônicas e Agravos não Transmissíveis no Brasil 2021-2030, o Plano Regional, o Plano de Ação Global para a Prevenção e Controle das DCNT, da Organização Mundial da Saúde, bem como das metas de DCNT referentes à agenda 2030 dos ODS (VIGITEL, 2022; VIGITEL, 2023).

O lançamento de 2021, mostrou um aumento de excesso de peso entre adultos passando de 42,6% em 2006 para 57,2% em 2021 (aumento médio de 1,0 ponto percentual por ano) (VIGITEL, 2022; VIGITEL, 2023). Com relação à obesidade, observou-se aumento no período entre 2006 e 2021, variando de 11,8%, em 2006, até 22,4% em 2021 (VIGITEL, 2022; VIGITEL, 2023).

Especificamente sobre o consumo alimentar, o Vigitel indicou um aumento do consumo regular estável de frutas e hortaliças (considerando o recomendado pela OMS, de 400g das frutas e hortaliças por dia) entre 2008 e 2021, variando entre 20,0%, em 2008, e 22,1% em 2021; e redução para o consumo de feijão em cinco ou mais dias da semana, variando de 66,8%, em 2007, a 60,4% em 2021, assim como para o consumo de refrigerantes em cinco ou mais dias da semana, variando entre 30,9%, em 2007, e 14,0% em 202 (VIGITEL, 2022; VIGITEL, 2023).

4.9 PESQUISA NACIONAL DE SAÚDE (PNS)

A Pesquisa Nacional de Saúde (PNS) é um inquérito de saúde de base domiciliar, de âmbito nacional, com amostra representativa da população brasileira, grandes Regiões, Unidades da Federação, áreas urbanas e rural, capitais e regiões metropolitanas, sendo realizada pelo Ministério da Saúde em parceria com o IBGE (PNS, 2023).

A PNS é uma pesquisa considerada padrão ouro dos inquéritos de saúde brasileiros, por ser a maior, mais completa e abrangente (PNS, 2023). Este estudo tem três eixos principais: o desempenho do sistema nacional de saúde; as condições de saúde e a vigilância das doenças e agravos de saúde e fatores de risco associados (PNS, 2023). Os relatórios contendo seus resultados são publicados pelo IBGE em parceria com o Ministério da Saúde (PNS, 2023).

A primeira edição da PNS foi conduzida em 2013 no intuito de realizar uma investigação temática dos Suplementos Saúde da PNAD, de forma separada, haja vista a necessidade de ampliar a capacidade de captação de informações e análise de resultados, dos principais indicadores de saúde (SZWARCWALD, 2014; STOPA *et al.*, 2020). O questionário da PNS incluiu, integralmente, os módulos de acesso e utilização de serviços de saúde e cobertura de planos de saúde e a pesquisa foi conduzida entre agosto de 2013 e fevereiro de 2014 (SZWARCWALD, 2014; STOPA *et al.*, 2020).

Em abril de 2017, foi publicada a portaria ministerial que criou o Comitê Gestor da segunda edição da PNS, realizada em 2019 (SZWARCWALD, 2014; STOPA *et al.*, 2020). Na segunda edição, houve alteração de alguns temas abordados em 2013, além da inclusão de outros, no entanto, sua maior parte ficou inalterada para possibilitar a comparabilidade com a primeira edição. A comparação entre os módulos dos questionários aplicados nas edições de 2013 e 2019 estão representadas na **Figura 16** a seguir.

CAPÍTULO 4

Figura 16 – Descrição dos módulos dos questionários da Pesquisa Nacional de Saúde (PNS), Brasil, 2013 e 2019.

Módulos dos questionários		PNS 2013	PNS 2019
Módulo A	Informações do domicílio	X	X
Módulo B	Visitas domiciliares de equipe de Saúde da Família e agentes de endemias	X	X
Módulo C	Características gerais dos moradores	X	X
Módulo D	Características de educação dos moradores	X	X
Módulo E	Características de trabalho dos moradores	X	X
Módulo F	Rendimentos domiciliares	X	X
Módulo G	Pessoas com deficiências física e/ou intelectual	X	X
Módulo I	Cobertura de planos de saúde	X	X
Módulo J	Utilização de serviços de saúde	X	X
Módulo K	Saúde dos indivíduos com 60 anos ou mais de idade	X	X
Módulo L	Crianças com menos de 2 anos de idade	X	X
Módulo M	Outras características do trabalho e apoio social	X	X
Módulo N	Percepção do estado de saúde	X	X
Módulo O	Acidentes	X	X
Módulo P	Estilos de vida	X	X
Módulo Q	Doenças crônicas	X	X
Módulo R	Saúde da mulher	X	X
Módulo S	Atendimento pré-natal	X	X
Módulo U	Saúde bucal	X	X
Módulo Z	Paternidade e pré-natal do parceiro		X
Módulo V	Violências	X	X
Módulo T	Doenças transmissíveis		X
Módulo Y	Atividade sexual		X
Módulo AA	Relações e condições de trabalho		X
Módulo X/H	Atendimento médico[a]	X	X
Módulo W	Antropometria		X

a) Em 2013, o módulo 'Atendimento médico' era o X, passando a ser definido como H na edição de 2019 da pesquisa.

Extraído de STOPA *et al.*, 2020

A segunda edição da PNS foi conduzida de agosto de 2019 e março de 2020 (SZWARCWALD, 2014; STOPA *et al.*, 2020). O objetivo principal da PNS 2019 foi fornecer informações sobre os determinantes, condicionantes e necessidades de saúde da população brasileira, permitindo estabelecer medidas consistentes, capazes de auxiliar na elaboração de ações e políticas públicas, assim como alcançar maior efetividade nas intervenções em saúde no âmbito do SUS (SZWARCWALD, 2014; STOPA *et al.*, 2020).

Em termos de resultados da PNS no âmbito de avaliação antropométrica, observou-se um aumento contínuo do excesso de peso e da obesidade de 2013 (Excesso de peso – Mulheres: 60,7%; Homens: 58,1%; Obesidade – Mulheres: 25,7%; Homens: 17,9%) para 2019 (Excesso de peso – Mulheres: 63,3%; Homens: 60%; Obesidade – Mulheres: 30,2%; Homens: 22,8%) (PNS, 2019).

4.10 ESTUDO NACIONAL DE ALIMENTAÇÃO E NUTRIÇÃO INFANTIL (ENANI)

O Estudo Nacional de Alimentação e Nutrição Infantil (ENANI-2019) é um inquérito de saúde realizado pela Universidade Federal do Rio de Janeiro (UFRJ) em parceria, com a Fundação Oswaldo Cruz (Fiocruz), Universidade do Estado do Rio de Janeiro (UERJ) e a Universidade Federal Fluminense (UFF). Tem como principal objetivo avaliar crianças menores de cinco anos quanto às práticas de aleitamento materno, consumo alimentar, estado nutricional, e deficiências de micronutrientes (ALVES-SANTOS *et al.*, 2021). Podemos ressaltar sua importância, à medida que veio para suprir as lacunas deixadas, em mais de 10 anos sem estes dados, devido a não continuidade de avaliação desta faixa etária pelos demais inquéritos brasileiros, como observado somente nos inquéritos: ENDEF e na PNDS, sendo que esta última, foi encerrada em 2006.

A pesquisa é estruturada em três grandes eixos:

- **Eixo I:** Avaliação das práticas do aleitamento materno, alimentação complementar e do consumo alimentar;
- **Eixo II:** Avaliação do estado nutricional a partir de dados antropométricos;
- **Eixo III:** Prevalência de carências de micronutrientes a partir da avaliação bioquímica de hemoglobina, vitamina A, vitamina D, vitamina E, vitamina B1, vitamina B6, vitamina B12, folato, zinco, selênio e ferritina.

Como principais resultados do estudo, tivemos 10% de excesso de peso – em comparação com a PNDS, tínhamos 7% de excesso de peso em 2006 – sendo 7% de sobrepeso e 3% de obesidade entre crianças brasileiras menores de 5 anos. Também revelou prevalências de *déficit* nutricional de 7,0% e 2,9% para os índices de altura/idade e peso/idade, respectivamente (UNIVERSIDADE FEDERAL DO RIO DE JANEIRO, 2022).

Ao comparar a prevalência do aleitamento materno exclusivo entre as crianças com menos de seis meses de idade (recomendação da OMS) com a PNDS 1986, observamos um aspecto extremamente positivo, tendo em vista que passou de 4,7%, para 31,7% na PNDS 2006, e com o ENANI-2019, verificou-se prevalência de 45,8% no Brasil, sendo maior na região Sul (54%) e menor no Nordeste (39%) (UNIVERSIDADE FEDERAL DO RIO DE JANEIRO, 2021).

Quanto aos principais micronutrientes de preocupação em saúde pública, nesta faixa etária, a PNDS (2006) mostrou prevalências de anemia ferropriva e de deficiência de vitamina A de 20,9% e 17,4%, respectivamente. Já no ENANI-2019, houve uma queda, sendo que a prevalência de anemia ferropriva no Brasil foi de 3,5% e de 6,0% para deficiência de vitamina A (UNIVERSIDADE FEDERAL DO RIO DE JANEIRO, 2021).

 Para concluir e refletir...

É inegável que as informações da condição de saúde e nutricional da população brasileira, provenientes de inquéritos populacionais periódicos, sejam essenciais para o planejamento e a avaliação das políticas de promoção de saúde e de prevenção e controle de agravos. Ao agregar estes estudos ao dimensionamento dos determinantes sociais da saúde no que se refere às condições de vida relacionadas à alimentação adequada e saudável, bem como aos fatores de risco para DCNTs, temos no ciclo de políticas públicas, a introdução de temas prioritários na agenda, tornando o planejamento, acompanhamento e avaliação mais assertivo.

REFERÊNCIAS BIBLIOGRÁFICAS

ALVES, J. J. A. A contribuição de Josué de Castro no estudo e combate à fome e sua repercussão científica e política na Geografia. **Revista de Geografia (Recife)**, v. 25, n. 2, p. 98-112, 2010.

ALVES, M. C. G. P. *et al*. Plano de amostragem em inquéritos de saúde, município de São Paulo, 2015. **Revista de Saúde Pública**, v. 52, 2018.

ALVES-SANTOS, N. H. *et al*. General methodological aspects in the Brazilian National Survey on Child Nutrition (ENANI-2019): a population-based household survey. **Cadernos de Saúde Pública**, v. 37, 2021.

ANDRADE, M. C. Josué de Castro: o homem, o cientista e seu tempo. **Estudos Avançados**, v. 11, p. 169-194, 1997.

ARRUDA, B. K. G.; ARRUDA, I. K. G. Marcos referenciais da trajetória das políticas de alimentação e nutrição no Brasil. **Revista brasileira de saúde materno infantil**, v. 7, p. 319-326, 2007.

BARROS, A. J. D. *et al.* Methods used in the 1982, 1993, and 2004 birth cohort studies from Pelotas, Rio Grande do Sul State, Brazil, and a description of the socioeconomic conditions of participants' families. **Cadernos de Saúde Pública**, v. 24, p. s371-s380, 2008.

BARROS, M. B. A. Inquéritos domiciliares de saúde: potencialidades e desafios. **Revista Brasileira de Epidemiologia**, v. 11, n. supl. 1, p. 6-19, 2008.

BONITA, R.; BEAGLEHOLE, R.; KJELLSTRÖM, T. Epidemiologia básica [tradução e revisão científica Juraci A. Cesar]. In: **Capítulo 3 – Tipos de Estudo.** 2.ed. São Paulo, Santos. 2010. 213 p.: il.

BRASIL. **Decreto Lei nº 2.162**, de 1º de maio de 1940. Institui o salário mínimo e dá outras providências. DOU: Brasília, Seção 1, 1º de maio de 1940, Página 8009.

BRASIL. **Decreto-lei nº 399**, de 30 de abril de 1938. Aprova o regulamento para execução da Lei nº 185, de 14 de janeiro de 1936, que institui as Comissões de Salário Mínimo. DOU: Brasília, Seção 1, 30 de abril de 1938, Página 8600.

BRASIL. **INAN (Instituto Nacional de Alimentação e Nutrição)**, 1990. Pesquisa Nacional sobre Saúde e Nutrição. Resultados Preliminares. 2a ed., Brasília: INAN, Ministério da Saúde; 1990.

BRASIL. Ministério da Saúde. **Pesquisa Nacional de Demografia e Saúde da Criança e da Mulher – PNDS 2006:** dimensões do processo reprodutivo e da saúde da criança. Centro Brasileiro de Análise e Planejamento. Brasília: Ministério da Saúde, 2009. 300 p.: il. – (Série G. Estatística e Informação em Saúde).

BRASIL. Ministério da Saúde. VIGITEL. **Sistema de Vigilância de Fatores de Risco e Proteção para Doenças Crônicas por Inquérito Telefônico (Vigitel).** Disponível em: https://www.gov.br/saude/pt-br/assuntos/saude-de-a-a-z/v/vigitel. Acesso em: 16 fev. 2023.

BRASIL. Ministério do Desenvolvimento Social e Combate à Fome (MDS). Secretaria de Avaliação e Gestão da Informação (SAGI). **Escala Brasileira de Insegurança Alimentar – EBIA: análise psicométrica de uma dimensão da Segurança Alimentar e Nutricional.** Estudo Técnico. Brasília: MDS; 2014.

BRASIL. **Obra e Legado de Josué de Castro**. Instituto de Nutrição – UFRJ. Museu Josué de Castro. Disponível em: https://museu.nutricao.ufrj.br/index.php/2015-03-25-12-15-05. Acesso em 15 mar. 2023.

BRASIL. **Pesquisa nacional de saúde: 2019: atenção primária à saúde e informações antropométricas**. IBGE, Coordenação de Trabalho e Rendimento. Rio de Janeiro: IBGE, 2020. 66 p.

BRASIL. PNS. **Pesquisa Nacional de Saúde**. Disponível em: https://www.gov.br/saude/pt-br/composicao/svsa/inqueritos-de-saude/pesquisa-nacional-de-saude. Acesso em: 22 fev. 2023.

BRASIL. **Vigitel Brasil 2006-2021:** vigilância de fatores de risco e proteção para doenças crônicas por inquérito telefônico: estimativas sobre frequência e distribuição sociodemográfica do estado nutricional e consumo alimentar nas capitais dos 26 estados brasileiros e no Distrito Federal entre 2006 e 2021: estado nutricional e consumo alimentar [recurso eletrônico]. Ministério da Saúde, Secretaria de Vigilância em Saúde, Departamento de Análise em Saúde e Vigilância de Doenças Não Transmissíveis. Brasília: Ministério da Saúde, 2022. 75 p.: il.

IBGE. **Pesquisa de orçamentos familiares 2017-2018:** análise da segurança alimentar no Brasil. Coordenação de Trabalho e Rendimento. Rio de Janeiro: IBGE, 2020.

IBGE. **Pesquisa de orçamentos familiares 2017-2018:** análise do consumo alimentar pessoal no Brasil. Coordenação de Trabalho e Rendimento. Rio de Janeiro: IBGE, 2020. 120 p.

IBGE. **Pesquisa de Orçamentos Familiares**. Disponível em: https://www.ibge.gov.br/estatisticas/sociais/saude/24786-pesquisa-de-orcamentos-familiares-2.html?=&t=o-que-e. Acesso em 05 jan. 2023.

IBGE. **Pesquisa de orçamentos familiares:** 2017-2018: perfil das despesas no Brasil: indicadores de qualidade de vida. Coordenação de Trabalho e Rendimento. Rio de Janeiro: IBGE, 2021. 59 p.: il.

IBGE. **Pesquisa nacional por amostra de domicílios:** síntese de indicadores 2015. IBGE, Coordenação de Trabalho e Rendimento. Rio de Janeiro: IBGE, 2016. 108 p.

IBGE. **PNAD Contínua**. Pesquisa Nacional por Amostra de Domicílios Contínua. Disponível em: https://www.ibge.gov.br/estatisticas/sociais/trabalho/9171-pesquisa-nacional-por-amostra-de-domicilios-continua-mensal.html?=&t=o-que-e. Acesso em: 16 fev. 2023.

IBGE. **PNAD**. Pesquisa Nacional por Amostra de Domicílios. Disponível em: https://www.ibge.gov.br/estatisticas/sociais/populacao/9127-pesquisa-nacional-por-amostra-de-domicilios.html?=&t=o-que-e. Acesso em: 16 fev. 2023.

IPEA. Extrator de dados IPEA. **Instituto de Pesquisa Econômica Aplicada.** Disponível em: https://www.ipea.gov.br/extrator/bases.html. Acesso em 26 jan. 2023.

LEME, A. S. **Pesquisas alimentares dentro do projeto da nação Brasil: IBGE e o ENDEF (1974/1975)**. Anais do XXII Encontro Estadual de História da ANPUH-SP. 1ª Ed. Ano Edição; 2014.

MALTA, D. C. et al. Inquéritos Nacionais de Saúde: experiência acumulada e proposta para o inquérito de saúde brasileiro. **Revista Brasileira de Epidemiologia**, v. 11, p. 159-167, 2008.

MENEZES, R. C. E.; OSÓRIO, M. M. Inquéritos alimentares e nutricionais no Brasil: perspectiva histórica. **Nutrire Rev. Soc. Bras. Aliment. Nutr.**, p. 161-177, 2009.

MONTEIRO, C. A. et al. ENDEF e PNSN: para onde caminha o crescimento físico da criança brasileira?. **Cadernos de Saúde Pública**, v. 9, n. suppl. 1, p. S85-S95, 1993.

MONTEIRO, C. A. Fome, desnutrição e pobreza: além da semântica. **Saúde e Sociedade**, v. 12, p. 7-11, 2003.

RAEDER, S. T. O. Ciclo de políticas: uma abordagem integradora dos modelos para análise de políticas públicas. **Perspectivas em Políticas Públicas**, v. 7, n. 13, p. 121-146, 2014.

SILVA TAVARES, L. H.; CRUZ LIMA, A. C. Segurança alimentar, composição domiciliar e pobreza no brasil: um estudo a partir dos microdados da PNAD para o período 2004-2013. **Planejamento e Políticas Públicas**, n. 58, 2021.

SILVA, M. F. S.; NUNES, E. D. Josué de Castro e o pensamento social brasileiro. **Ciência & Saúde Coletiva**, v. 22, p. 3677-3688, 2017.

SILVA, V. S. T. M.; PINTO, L. F. Inquéritos domiciliares nacionais de base populacional em saúde: uma revisão narrativa. **Ciência & Saúde Coletiva**, v. 26, p. 4045-4058, 2021.

SOUZA, P. H. G. F. IPEA. Instituto de Pesquisa Econômica Aplicada. **A Distribuição de Renda nas Pesquisas Domiciliares Brasileiras:** harmonização e comparação entre censos, PNADS e POFS Brasília: Rio de Janeiro: Ipea, 1990- ISSN 1415-4765.

STOPA, S. R. *et al.* Pesquisa Nacional de Saúde 2019: histórico, métodos e perspectivas. **Epidemiologia e Serviços de Saúde**, v. 29, 2020.

SZWARCWALD, C. L. *et al.* Pesquisa Nacional de Saúde no Brasil: concepção e metodologia de aplicação. **Ciência & Saúde Coletiva**, v. 19, p. 333-342, 2014.

UNIVERSIDADE FEDERAL DO RIO DE JANEIRO. **Aleitamento materno: Prevalência e práticas de aleitamento materno em crianças brasileiras menores de 2 anos 4: ENANI 2019**. Documento eletrônico. Rio de Janeiro, RJ: UFRJ, 2021. (108 p.). Coordenador geral, Gilberto Kac. Disponível em: https://enani.nutricao.ufrj.br/index.php/relatorios/. Acesso em: 24 ago. 2023.

UNIVERSIDADE FEDERAL DO RIO DE JANEIRO. **Biomarcadores do estado de micronutrientes: prevalências de deficiências e curvas de distribuição de micronutrientes em crianças brasileiras menores de 5 anos 3: ENANI 2019**. Documento eletrônico. Rio de Janeiro, RJ: UFRJ, 2021. (156 p.). Coordenador geral, Gilberto Kac. Disponível em: https://enani.nutricao.ufrj. br/index.php/relatorios/. Acesso em: 24 ago. 2023.

UNIVERSIDADE FEDERAL DO RIO DE JANEIRO. **Estado Nutricional Antropométrico da Criança e da Mãe: Prevalência de indicadores antropométricos de crianças brasileiras menores de 5 anos de idade e suas mães biológicas: ENANI 2019**. Documento eletrônico. Rio de Janeiro, RJ: UFRJ, 2022. (96 p.). Coordenador geral, Gilberto Kac. Disponível em: https://enani.nutricao.ufrj.br/index.php/relatorios/. Acesso em: 24 ago. 2023.

VASCONCELOS, F. A. G. Josué de Castro e a Geografia da Fome no Brasil. **Cadernos de Saúde Pública**, v. 24, p. 2710-2717, 2008.

VICTORA, C. G. Por que precisamos de inquéritos populacionais sobre saúde?. **Cadernos de Saúde Pública**, v. 38, p. EN010222, 2022.

CAPÍTULO 5
POLÍTICA NACIONAL DE ALIMENTAÇÃO E NUTRIÇÃO (PNAN)

 Principais Tópicos do Capítulo

- A Política Nacional de Alimentação e Nutrição (PNAN) conduz a Atenção Nutricional no Brasil;
- Na vertente desnutrição da PNAN, podemos destacar a sua articulação com Programa Bolsa Família como uma das agendas mais importantes de combate à fome e à pobreza;
- Na vertente carências nutricionais, temos importantes programas nacionais como o de suplementação de ferro e de vitamina A;
- Na vertente obesidade, a PNAN, a traz como problema de saúde pública em 1999, reforçando a dupla carga de doenças;
- A Vigilância Alimentar e Nutricional (VAN) é uma das diretrizes da PNAN, atrelada aos inquéritos de saúde, para monitoramento do consumo alimentar e estado nutricional da população.

Após 1997, com a extinção do INAN, a agenda decisória quanto à temática da alimentação e nutrição passou a ser integrada ao Ministério da Saúde (SANTOS *et al.*, 2021). Com isso, em 1999, temos a criação da Política Nacional de Alimentação e Nutrição (PNAN) pelo ministério, adotando como princípio a execução do DHAA (SANTOS *et al.*, 2021).

A PNAN é parte integrante de uma política mais abrangente, a Política Nacional de Saúde (PNS), tendo como propósito garantia da qualidade dos alimentos, promoção de práticas alimentares saudáveis e a prevenção e controle dos distúrbios nutricionais, assim como o estímulo às ações intersetoriais que possibilitem o acesso universal aos alimentos (BRASIL, 2013; BRASIL, 2023).

Cabe ressaltar que a Atenção Nutricional no Brasil, no âmbito do SUS, é conduzida pela PNAN, ou seja, é aquela que abriga, norteia e subsidia todas as ações relacionadas a alimentação e nutrição dentro do SUS. Suas ações consideram o perfil alimentar e nutricional populacional de forma a garantir a SAN e o DHAA, como já discutimos no **Capítulo 1** (BRASIL, 2013; SANTOS *et al.*, 2021; BRASIL, 2023). No entanto, a atenção nutricional na agenda do SUS é anterior a PNAN, pois data de 1990 com a Lei nº 8.080 (BRASIL, 1990). No artigo 6º dessa lei, observamos a VAN e a orientação alimentar como seus campos de atuação, ou seja, a área de alimentação e nutrição já estava presente desde a constituição do SUS (BRASIL, 1990).

A PNAN foi aprovada e instituída em 10 de junho de 1999 pela Portaria nº 710 do Ministério da Saúde, com intuito de trazer ações de alimentação e nutrição no SUS para o respeito, na proteção e na promoção dos direitos humanos à saúde e à alimentação, considerando o contexto da dupla carga de doença: a desnutrição e carência de micronutrientes essenciais, ainda prevalentes, assim com as altas e crescentes taxas de sobrepeso e obesidade (ORGANIZAÇÃO PANAMERICANA DE SAÚDE, 2017). Nesta primeira edição, a PNAN tinha como desafios: a agenda de SAN enfraquecida e a alimentação como um direito ainda pouco difundida (ORGANIZAÇÃO PANAMERICANA DE SAÚDE, 2017; SANTOS *et al.*, 2021).

Portanto, a PNAN apresenta como foco ações preventivas e de tratamento da obesidade, da desnutrição, das carências nutricionais específicas e de DCNTs, relacionadas à alimentação e nutrição. Ainda, encontramos a definição e a problematização de alguns conceitos pressupostos nas políticas públicas de alimentação e nutrição, abordados anteriormente: a SAN e o DHAA, para reforço da agenda enfraquecida e difusão do direito à alimentação (BRASIL, 2013). Ao se pensar na forma de resolução destes problemas, como a PNAN é uma política pública de corte social que integra uma sociedade brasileira desigual, deve-se com ela, responder: como, para quem, quando e com que recursos? (BRASIL, 2013; SANTOS et al., 2021).

Em sua segunda edição, lançada em 2011 (com a revogação da Portaria nº 710 do Ministério da Saúde e instituição da Portaria nº 2.715, de 17 de novembro de 2011), apresenta seus propósitos, diretrizes e princípios com foco na vigilância, promoção, prevenção e cuidado integral de agravos relacionados à alimentação e à nutrição (BRASIL, 2011). Cabe destacar aqui, que nesta edição, há uma orientação mais específica de como organizar a atenção nutricional dentro do SUS, que na versão anterior, além de fragmentada, não era pensada como componente do cuidado em saúde (BRASIL, 1999; BRASIL, 2013; SANTOS et al., 2021).

Dentre seus princípios, ela é orientada por aqueles mesmos doutrinários e organizativos do SUS (universalidade, integralidade, equidade, descentralização, regionalização e hierarquização e participação popular), no entanto, ainda propõe mais cinco que estão representados no **Quadro 2** a seguir (BRASIL, 2013):

Quadro 2 – Princípios aplicados à PNAN.

Princípio	Por quê?
Alimentação como elemento de humanização das práticas de saúde	Expressar relações sociais, valores e história do indivíduo e dos grupos populacionais tem implicações diretas na saúde e na qualidade de vida
Respeito à diversidade e à cultura alimentar	Particularidades regionais, compõem a diversidade sociocultural brasileira, manutenção e respeito à identidade e cultura alimentar
Fortalecimento da autonomia dos indivíduos	Ampliação dos graus de autonomia para as escolhas e práticas alimentares promotoras de saúde
Determinação social e a natureza interdisciplinar e intersetorial da alimentação e nutrição	Construção de formas de acesso a uma alimentação adequada e saudável
Segurança alimentar e nutricional com soberania	Garantia do direito de todos ao acesso regular e permanente a alimentos de qualidade, em quantidade suficiente, sem comprometer o acesso a outras necessidades essenciais

Fonte: Brasil, 2013

Já como diretrizes, juntamente com seus principais programas e ações vinculados, temos as seguintes (BRASIL, 2013; SANTOS *et al.*, 2021; BRASIL, 2023):

A) Organização da Atenção Nutricional:

- Agendas para Intensificação da Atenção Nutricional à Desnutrição Infantil (ANDI);
- Programa Nacional de Suplementação de Vitamina A (PNSVA);
- Programa Nacional de Suplementação de Ferro (PNSF);
- Estratégia de fortificação da alimentação infantil com micronutrientes em pó – NutriSUS;
- Vigilância epidemiológica, assistência e atenção nutricional dos casos de beribéri;
- Prevenção e controle do excesso de peso e obesidade;

- Atenção às pessoas com necessidades alimentares especiais;
- Programa Crescer Saudável (a partir de 2017).

B) Promoção da Alimentação Adequada e Saudável:

- Incentivo ao aleitamento materno e alimentação complementar saudável – Estratégia Amamenta e Alimenta Brasil (EAAB);
- Guia Alimentar para a População Brasileira (2014);
- Manual de Planejamento Dietético no Sistema Único de Saúde (SUS);
- Promoção de cantinas escolares saudáveis;
- Campanhas de promoção da alimentação adequada e saudável;
- Alimentos regionais brasileiros;
- Peso saudável;
- Grupo de trabalho para elaboração do marco de referência de educação alimentar e nutricional para as políticas públicas (2012);
- Guia Alimentar para Crianças Menores de Dois Anos (2019).

C) Vigilância Alimentar e Nutricional:

- Fortalecimento da vigilância alimentar e nutricional nos serviços de saúde;
- Financiamento de equipamentos antropométricos;
- Inquéritos populacionais;
- Estudos e pesquisas relacionadas à vigilância alimentar e nutricional;
- Monitoramento de indicadores de alimentação e nutrição.

D) Gestão das Ações de Alimentação e Nutrição:

- Planejamento e monitoramento: Coordenação Geral de Alimentação e Nutrição (CGAN), metas de alimentação e nutrição no Plano Plurianual (PPA), Plano Nacional de Saúde (PNS), Programação Anual de Saúde (PAS), Plano Nacional de Segurança Alimentar e Nutricional (PLANSAN), Plano Nacional de Agroecologia e Produção Orgânica (PLANAPO), entre outros);
- Financiamento: destaque para o Programa de Financiamento das Ações de Alimentação e Nutrição, instituído em 2006, que repassa recursos a estados, Distrito Federal e municípios de grande porte com o objetivo de apoiar a estruturação das ações de alimentação e nutrição no âmbito do SUS;
- Apoio a estados e municípios: CGAN realizou, ao longo do período, apoio técnico e financeiro aos 26 estados, Distrito Federal e totalidade de municípios brasileiros visando à implementação das ações e programas da PNAN;
- Articulação intrassetorial: participação da CGAN em distintas ações e programas envolvendo alimentação e nutrição desenvolvidos por outros órgãos do setor saúde, tais como Secretaria de Atenção à Saúde (atenção básica, Programa Saúde na Escola, Saúde da Criança, média e alta complexidade), Secretaria de Vigilância em Saúde, Secretaria de Ciência, Tecnologia e Insumos Estratégicos, Secretaria de Gestão Estratégica e Participativa, Secretaria Especial de Saúde Indígena, Agência Nacional de Vigilância Sanitária (ANVISA);
- Articulação intersetorial: participação da CGAN na articulação das ações e programas de alimentação e nutrição desenvolvidos por outros setores – Ministério do Desenvolvimento Social (Plano Brasil Sem Miséria,

Ação Brasil Carinhoso, Programa Bolsa Família), Câmara Interministerial de Segurança Alimentar e Nutricional (CAISAN), Programa de Aquisição de Alimentos (PAA), Ministério da Educação (Programa Nacional de Alimentação Escolar), Ministério do Trabalho e Emprego (Programa de Alimentação do Trabalhador), Ministério da Agricultura Pecuária e Abastecimento, Ministério da Pesca e Aquicultura, Secretaria Geral e Secretaria de Direitos Humanos da Presidência da República;

- Relação e cooperação internacional: Década de Ação das Nações Unidas para Nutrição; Rede de Ação de Guias Alimentares para as Américas; Rede de Ação sobre Estratégias para a Redução do Consumo de Sal para a Prevenção e Controle de Doenças Cardiovasculares nas Américas; Rede de Ação para Ambientes Alimentares Saudáveis para as Américas; Comissão Intergovernamental de Segurança Alimentar e Nutricional do Mercosul; Cooperação técnica Brasil-Canadá em alimentação e nutrição, diabetes, saúde mental e saúde indígena; Cooperação técnica Brasil-México para agendas relacionadas à prevenção e ao controle da obesidade; Cooperação técnica Brasil Moçambique para fortalecimento da Governança em Segurança Alimentar e Nutricional, entre outras ações).

E) Participação e Controle Social:

- Conselho Nacional de Saúde (CNS);
- Conselho Nacional de Segurança Alimentar e Nutricional;
- Conselho Nacional de Direitos Humanos da Secretaria de Direitos Humanos da Presidência da República.

F) Qualificação da Força de Trabalho:

- Rede de Alimentação e Nutrição do Sistema Único de Saúde (RedeNutri);
- Cursos de pós-graduação *lato sensu* para apoiar a implementação dos programas e ações da PNAN nos estados e municípios;
- Materiais técnicos de apoio à qualificação de processos e práticas na rede de atenção à saúde;
- A CGAN como campo de formação: parcerias com instituições de ensino, contribuindo com a formação de profissionais de saúde em nível de graduação, por meio da oferta de estágios obrigatórios e eletivos, e de pós-graduação, pela oferta de estágios eletivos ou imersão de residências multiprofissionais em saúde e pós-graduação *stricto sensu*.

G) Controle e Regulação dos Alimentos:

- Políticas de fortificação universal de alimentos;
- Agenda regulatória de alimentos;
- Reformulação de alimentos processados para redução do teor de sódio, gorduras e açúcar;
- Regulação da publicidade de alimentos.

H) Pesquisa, Inovação e Conhecimento em Alimentação e Nutrição:

- Realização de pesquisas, produção de conhecimento e desenvolvimento de materiais técnicos;
- Apoio à realização de eventos no campo da alimentação, nutrição e saúde;

- Publicação da Agenda de Prioridades de Pesquisa para a Gestão da Política Nacional de Alimentação e Nutrição, em parceria com o Grupo Técnico de Nutrição da Associação Brasileira de Saúde Coletiva (ABRASCO), Conselho Nacional de Desenvolvimento Científico e Tecnológico (CNPq) e outras instituições (2017);
- Editais de pesquisa para estudos prioritários no campo da alimentação e nutrição – parcerias entre CNPq, Ministério da Saúde/CGAN.

I) Cooperação e articulação para a Segurança Alimentar e Nutricional:

- Participações intersetoriais: visando à articulação entre SUS e Sistema de Segurança Alimentar e Nutricional (SISAN), pela articulação dos cuidados em alimentação e nutrição na Rede de Atenção à Saúde (RAS) às demais ações de segurança alimentar e nutricional (SAN) nos territórios, objetivando o enfrentamento da insegurança alimentar e nutricional e dos agravos em saúde, na ótica de seus determinantes sociais.

5.1 DESNUTRIÇÃO E PROGRAMAS DE TRANSFERÊNCIA CONDICIONADA DE RENDA: O PROGRAMA BOLSA FAMÍLIA

Já falamos sobre os determinantes sociais da saúde e, para entender a questão da desnutrição como uma das vertentes dentro da PNAN, precisamos retomar a determinação social da desnutrição, que envolve a pobreza e a fome (BRASIL, 2011). Pensando em termos conceituais, a pobreza corresponde à condição de não satisfação ou privação de necessidades humanas básicas: alimentação, abrigo, vestuário, educação, assistência à saúde, entre outras (MONTEIRO, 2003).

A desnutrição, por sua vez, é uma condição dada pela alimentação insuficiente em energia e nutrientes (proteína) ou, ainda, o inadequado aproveitamento biológico dos alimentos ingeridos motivado pela presença de doenças (MONTEIRO, 2003). Já a fome pode ter duas definições, sendo a aguda, um sinal corporal de urgência de se alimentar e a crônica, quando a alimentação diária habitual não propicia ao indivíduo energia suficiente para a manutenção do seu organismo e para o desempenho de suas atividades cotidianas (MONTEIRO, 2003; RAMOS; LIMA; GUBERT, 2015).

Os programas voltados à alimentação e nutrição ao alívio da fome nas décadas de 1950, 1960 e 1970 foram vinculados às ações de saúde e incluíram distribuição de leite, suplementação alimentar (com o PRONAN II) (DOMENE *et al.*, 2007; BORTOLINI *et al.*, 2022). Com a gestão das ações compartilhadas com a PNAN, a partir de então, os programas governamentais começam a entender a desnutrição a partir da determinação social e não apenas por um critério biológico como até então era o foco das políticas, promovendo a equidade ao priorizar as famílias mais pobres e vulneráveis (DOMENE *et al.*, 2007; BORTOLINI *et al.*, 2022).

E foi aí que entrou uma nova modalidade de intervenção nutricional... Os programas de transferência de renda, com destaque ao Bolsa Alimentação de 2001 a 2003 (Medida Provisória nº 2.206 de 10 de agosto de 2001 que criou o Programa Nacional de Renda Mínima vinculada à saúde, depois unificado ao Bolsa Família), que teve como principal objetivo reduzir a desnutrição infantil (DOMENE *et al.*, 2007; BORTOLINI *et al.*, 2022).

Estes programas de transferência de renda envolvem um repasse do governo de um valor monetário para que o indivíduo possa escolher dentre as suas necessidades aquilo que melhor lhe cabe, seja educação, saúde, alimentação, entre outros (RASELLA *et al.*, 2013; ORGANIZAÇÃO PAN-AMERICANA DA SAÚDE, 2017; BRASIL, 2023). Pensando em alimentação, os programas têm como principal objetivo o combate à fome que está associada à pobreza entre famílias em vulnerabilidade social (BRASIL, 2023). Estudos já mostraram os benefícios destes programas de transferência de renda quanto à redução geral da mortalidade infantil e, principalmente, para mortes atribuíveis a causas relacionadas à pobreza, como desnutrição e diarreia (RASELLA *et al.*, 2013; ORGANIZAÇÃO PAN-AMERICANA DA SAÚDE, 2017).

No caso específico do Programa Bolsa Família, implementado a partir de 2004 (Lei nº 10.836, de 9 de janeiro de 2004; regulamentado pelo Decreto nº 5.209, de 17 de setembro de 2004) o objetivo principal é de contribuir para a superação da pobreza, incluindo condicionalidades para participação que são monitoradas e foram alteradas ao longo dos anos (BRASIL, 2004; DOMENE *et al.*, 2007; RAMOS; LIMA; GUBERT, 2015; BORTOLINI *et al.*, 2022).

Trata-se de uma das agendas mais importantes de combate à fome, pobreza e desnutrição no Brasil, além da promoção da SAN (DOMENE *et al.*, 2007; BORTOLINI *et al.*, 2022; BRASIL, 2023). É um programa de complemento de renda que possui três principais finalidades específicas: ampliar o acesso à saúde, atuando sobre as vulnerabilidades sociais, especialmente a materno-infantil; incluir as crianças na educação, reduzir o abandono escolar e garantir o desenvolvimento familiar (com auxílio de política e programas complementares); e aliviar a fome imediata e a pobreza e extrema pobreza (BRASIL, 2004; BRASIL, 2023).

O Bolsa Família é considerado um programa de sucesso, por ser universal entre os pobres, por ser variável com a severidade da pobreza, com condicionalidades que objetivam acesso aos direitos e inclusão (como a vacinação e escola) (BRASIL, 2004; RASELLA *et al.*, 2013; RAMOS; LIMA; GUBERT, 2015). Neste aspecto, estudos indicam que as famílias cadastradas no programa tiveram maior poder de compra, acesso aos alimentos redução no baixo peso ao nascer, desnutrição, da mortalidade infantil, no estado nutricional das crianças acompanhadas e melhoria na saúde geral e nas condições de vida das famílias mais vulneráveis, por meio de acesso à atenção básica em saúde e a utilização dos serviços relacionados (BRASIL, 2004; RASELLA *et al.*, 2013; RAMOS; LIMA; GUBERT, 2015).

Dentro do SUS, para ações de combate à desnutrição, seguiam-se as recomendações da estratégia de Atenção Integrada às Doenças Prevalentes na Infância (AIDPI) (RAMOS; LIMA; GUBERT, 2015). Em 2005, foi publicado o protocolo para o cuidado da criança com desnutrição, em âmbito hospitalar (RAMOS; LIMA; GUBERT, 2015). Em 2012, com a publicação da Portaria nº 2.387, de 18 de outubro de 2012, o Ministério da Saúde instituiu a Agenda para Intensificação da Atenção Nutricional à Desnutrição Infantil em municípios (256 que apresentavam prevalência de baixo peso superior a 10%) com maior prevalência de *déficit* ponderal em crianças menores de 5 (cinco) anos de idade, prevendo repasse de recursos, pactuação de metas e qualificação de ações (BRASIL, 2012).

5.2 CARÊNCIAS DE MICRONUTRIENTES

As carências específicas de alguns micronutrientes compõem o conjunto de agravos nutricionais e são reconhecidas como problemas de saúde pública pela PNAN (BRASIL, 2013):

- Hipovitaminose A (deficiência de vitamina A);
- Anemia ferropriva (deficiência de ferro);
- Bócio (deficiência de iodo);
- Beribéri (deficiência de Tiamina).

Em termos de marcos quanto ao combate às carências nutricionais, podemos destacar:

- Iodação do sal: Lei nº 1.944, de 14 de agosto de 1953 (BRASIL, 1953), que tornou obrigatória a iodação do sal de cozinha destinado a consumo alimentar nas regiões bocígenas do país, seguida pelas Resoluções RDC nº 130, de 26 de maio de 2003 (BRASIL, 2003); RDC nº 23, de 24 de abril de 2013 (BRASIL, 2013) e RDC nº 604, de 10 de fevereiro de 2022 (BRASIL, 2022);
- PRONAN II: Em 1976, Programa de Combate a Carências Nutricionais Específicas: bócio, hipovitaminose A e deficiência de ferro (ARRUDA; ARRUDA, 2007);
- PNAN: Em 1999, que indica a dupla carga da má-nutrição (ARRUDA; ARRUDA, 2007);
- Fortificação das farinhas com ferro e ácido fólico: Resoluções RDC nº 344, de 13 de dezembro de 2002 (BRASIL, 2002); RDC nº 150, de 13 de abril de 2017 (BRASIL, 2017) e RDC nº 604, de 10 de fevereiro de 2022 (BRASIL, 2022);
- Programas Nacionais de Suplementação com vitamina A (PNSVA) e ferro (PNSF): Instituídos por meio das Portarias nº 729 e 730, de 13 de maio de 2005, respectivamente (BRASIL, 2005), atualizado em 2022 (BRASIL, 2022);

- Beribéri ressurge: início em 2006, com casos em Tocantins (BRASIL, 2006);
- PNSF: passa a ser municipalizado em 2013 (BRASIL, 2013), atualizado em 2022 (BRASIL, 2022);
- NUTRISUS: Parecer nº 911.383, de 11 de dezembro de 2014, como estratégia de fortificação da alimentação infantil com micronutrientes em pó a partir de 2014 (BRASIL, 2014), atualizado em 2022 (BRASIL, 2022).

Os Programas de Combate às Carências Nutricionais Específicas foram consolidados a partir do II PRONAN (1976-1990), que concebe a desnutrição como uma doença social, e entre suas diretrizes, afirmava o compromisso com o combate a carências nutricionais, sobretudo por meio de medidas preventivas (ARRUDA; ARRUDA, 2007). O Programa de Combate às Carências Específicas, abrangia a prevenção e tratamento do bócio endêmico, da hipovitaminose A, da anemia ferropriva e da cárie dental (ARRUDA; ARRUDA, 2007).

A iodação do sal de cozinha foi a primeira medida focada na carência de micronutrientes em decorrência da deficiência de iodo que acometia mulheres grávidas e crianças com o bócio (BRASIL, 1953) A Lei data de 1953 e, em 2003, a ANVISA, por meio de Regulamentação de Diretoria Colegiada (RDC nº 130), preconizou a concentração de 20 e 60 mg/kg de iodo como ideal no sal para consumo (BRASIL, 1953; BRASIL, 2003). Desde este período, os monitoramentos realizados pela ANVISA indicam uma redução na prevalência de bócio, mas também indicam o excesso do consumo de iodo, ocasionado pelo consumo excessivo sal, sugerindo acompanhamento ainda mais regular desta política (BRASIL, 2008; PONTES et al., 2009; BRASIL, 2018).

Em 2002, com a publicação da RDC nº 344/2002 (BRASIL, 2002), passa-se a ter a obrigatoriedade de enriquecimento das farinhas com ferro, devido ao consumo inadequado provocar a anemia ferropriva e ácido fólico (Vitamina B9), que nesta última, ocasionam má formação de bebês durante a gestação, por problemas no fechamento do tubo neural (BRASIL, 2002; ARRUDA; ARRUDA, 2007). Desde então, houve redução de aproximadamente 30% da prevalência de doenças do tubo neural em bebês, nas regiões Centro-Oeste, Sudeste e Sul (BRASIL, 2002; ARRUDA; ARRUDA, 2007). Já o enriquecimento das farinhas com ferro não apresentou redução na prevalência da anemia ferropriva no Brasil (BRASIL, 2002; ARRUDA; ARRUDA, 2007).

Sob a premissa deste resultado e do fato de que a RDC nº 344/2002 permitia o uso do ferro reduzido e do ferro eletrolítico para o enriquecimento das farinhas, compostos estes de baixa biodisponibilidade quando comparados com o sulfato ferroso e o fumarato ferroso – possível causa do impacto negativo em sua efetividade, além de ausência de definição de limite máximo tanto para o ferro, quanto para o ácido fólico – em 2016, procedeu-se uma revisão da RDC, resultando na RDC nº 150/2017 (BRASIL, 2017). Em 2022, a ANVISA consolida as resoluções RDC nº 23/2013 e RDC nº 150/2017, que dispõem sobre enriquecimento obrigatório de sal com iodo e das farinhas de trigo e de milho com ferro e ácido fólico em apenas uma: a RDC nº 604/2022 (BRASIL, 2017; BRASIL, 2022).

Além do enriquecimento dos alimentos, temos os Programas Nacionais de Suplementação de Micronutrientes que são coordenados pelo Ministério da Saúde, contando com dois programas e uma estratégia: o PNSVA, o PNSF e a Fortificação da alimentação infantil com micronutrientes em pó – estratégia NutriSUS (BRASIL, 2005; BRASIL, 2015).

O PNSVA foi instituído por meio da Portaria nº 729, de 13 de maio de 2005 com o objetivo de reduzir e controlar a deficiência por Vitamina A (hipovitaminose A), bem como a mortalidade e a morbidade em crianças de 6 a 24 meses (Sudeste e Sul) e de 6 a 59 meses de idade (Norte, Nordeste e Centro-Oeste e as crianças atendidas no Subsistema de Atenção à Saúde Indígena – SasiSUS), com o uso de suplementação profilática medicamentosa (megadoses), com a seguinte composição: vitamina A na forma líquida, diluída em óleo de soja e acrescida de vitamina E, acondicionados em cápsulas de 100.000 UI e de 200.000 UI (BRASIL, 2005; BRASIL, 2022). A seguir, no **Quadro 3**, estão as doses indicadas para suplementação, conforme idade:

Quadro 3 – Conduta de suplementação do PNSVA.

Público	Conduta	Periodicidade
Crianças de 6 a 11 meses	100.000 UI	Uma dose
Crianças de 12 a 24 meses	200.000 UI	Uma vez a cada 6 meses
Crianças de 25 a 59 meses	200.000 UI	Uma vez a cada 6 meses

Extraído de: Caderno dos programas nacionais de suplementação de micronutrientes. BRASIL, 2022

O PNSF, instituído inicialmente pela Portaria nº 730, de 13 de maio de 2005, atualizado pela Portaria nº 1.555, de 30 de julho de 2013 e pela Portaria de Consolidação nº 5, de 28 de setembro de 2017, tem por objetivo realizar a suplementação profilática de ferro para crianças de 6 a 24 meses de idade (que não estão contempladas pela estratégia NutriSUS), gestantes ao iniciarem o pré-natal, mulheres no pós-parto e/ou pós-aborto e na suplementação de ácido fólico para gestantes atendidas na atenção primária (BRASIL, 2005; BRASIL, 2013; BRASIL, 2017; BRASIL, 2022). A conduta de suplementação está indicada no **Quadro 4** a seguir:

Quadro 4 - Conduta de suplementação do PNSF.

Público	Conduta	Periodicidade
Crianças de 6 a 24 meses	10,0 - 12,5 mg de ferro elementar	2 ciclos intermitentes de suplementação no período: 3 meses de suplementação diária seguidos de 3 meses de intervalo e reinício de novo ciclo.
Gestantes	40 mg de ferro elementar	Diariamente após a confirmação da gravidez até o final da gestação.
Gestantes	0,4 mg de ácido fólico	Diariamente pelo menos 30 dias antes da data que se planeja engravidar até a 12° semana de gestação.
Mulheres no pós-parto e/ou pós-aborto	40 mg de ferro elementar	Diariamente até o terceiro mês pós-parto e/ou pós-aborto.

Extraído de: Caderno dos programas nacionais de suplementação de micronutrientes. BRASIL, 2022

Ainda que tenhamos avanço no acesso à saúde e aumento da renda da população, os indicadores mostram que a deficiência de micronutrientes, como é o caso do ferro e da vitamina A observados, ainda persistem no Brasil, por isso, a necessidade de continuidade destes programas (BRASIL, 2022).

Concomitantemente a eles, casos de Beribéri (deficiência de vitamina B1 ou tiamina) foram observados em alguns Estados brasileiros a partir de 2006 no Tocantins, Maranhão e Roraima (BRASIL, 2012; BRASIL, 2023). A dieta destas populações, consideradas mais vulneráveis à Beribéri, é praticamente inteira baseada em alimentos como a mandioca, farinha de mandioca, arroz polido, farinha de trigo, que não são fontes de vitamina B1 (BRASIL, 2012; BRASIL, 2023). Na tentativa de reverter este cenário, foram realizadas ações de enfrentamento, com tratamento profilático, nestas populações de risco, suplementando com doses diárias de Tiamina 300 mg (comprimido) por um período de três meses (BRASIL, 2012; BRASIL, 2023).

Ainda, temos a Estratégia NutriSUS, como mais uma ação de combate à carência de micronutrientes (BRASIL, 2015; BRASIL, 2023). Ela foi estabelecida por meio do Parecer nº 911.383, de 11 de dezembro de 2014 e tem por objetivo potencializar o desenvolvimento infantil, a prevenção e o cuidado da anemia e outras deficiências nutricionais por meio da suplementação com 15 micronutrientes (vitaminas e minerais, **Quadro 5**) em pó em sachês de 1g que precisam ser adicionados às refeições, sendo destinadas a crianças de 6 a 24 meses de idade que são acompanhadas na Atenção Básica, beneficiárias de programas de transferência de renda (dessa forma, não devem receber o suplemento de sulfato ferroso do PNSF, pois já contém ferro em sua composição), além de crianças indígenas de 6 a 59 meses por meio do SasiSUS (BRASIL, 2015; BRASIL, 2023).

Quadro 5 – Composição do sachê da Estratégia NutriSUS.

Composição	Dose
Vitamina A RE	400 µg
Vitamina D	5 µg
Vitamina E	5 mg
Vitamina C	30 mg
Vitamina B1	0,5 mg
Vitamina B2	0,5 mg
Vitamina B6	0,5 mg
Vitamina B12	0,9 µg
Niacina	6 mg
Ácido fólico	150 µg
Ferro	10mg
Zinco	4,1mg
Cobre	0,56 mg
Selênio	17 µg
Iodo	90 µg

Extraído de: Estratégia de fortificação da alimentação infantil com micronutrientes (vitaminas e minerais) em pó: manual operacional. BRASIL, 2015

Em termos de recomendações para seu uso, o sachê deve ser misturado à alimentação pronta servida à criança, exceto aos líquidos e em alimentos duros, conforme a **Figura 17**:

Figura 17 – Recomendações para uso do sachê da Estratégia NutriSUS.

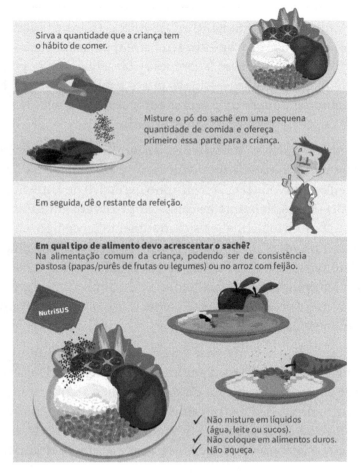

Extraído de: Estratégia de fortificação da alimentação infantil com micronutrientes (vitaminas e minerais) em pó: manual operacional. BRASIL, 2015

5.3 SOBREPESO E OBESIDADE

A obesidade é um problema de saúde pública, que, entre outros fatores e de maneira simplificada, trata-se do desequilíbrio energético entre a energia consumida e a energia gasta, ocasionando um acúmulo de tecido adiposo (ADES; KERBAUY, 2002). Em uma macrovisão, podemos retratar a obesidade como um fenômeno complexo, resultado de determinantes não apenas biológicos, mas comportamentais, ambientais, sociais, econômicos e culturais (ADES; KERBAUY, 2002). Todos os inquéritos que já abordamos no **Capítulo 4**, mostram uma tendência de aumento do excesso de peso (sobrepeso e obesidade) na população brasileira. As taxas de obesidade quase triplicaram desde 1975 e aumentaram quase cinco vezes entre crianças e adolescentes, como também observamos no **Capítulo 2.3**.

Entre crianças e adolescentes, destacam-se como principais fatores de risco para a obesidade: a ausência ou curta duração do aleitamento materno, o consumo excessivo de alimentos ultraprocessados, densamente calóricos e ricos em gorduras, açúcares e sódio, a inatividade física, o aumento do comportamento sedentário e sono inadequado como os principais determinantes individuais/comportamentais da obesidade e o ambiente obesogênico (promotor ou facilitador de escolhas alimentares não saudáveis e de comportamentos sedentários) como determinantes ambientais (BRASIL, 2022).

Com esse panorama, você deve estar se perguntando, e quando o governo entende a complexidade da obesidade e a reconhece como um problema de saúde pública a ser enfrentado? Ela entra na agenda das políticas públicas pela primeira vez e é reconhecida como problema de saúde pública na PNAN, em sua primeira edição, de 1999, além de trazer a definição de diretrizes para organizar as ações de prevenção e tratamento da obesidade no SUS e reconhece a natureza complexa da obesidade, com a necessidade de uma visão interdisciplinar e intersetorial (BRASIL, 1999). Em 2011, com a sua atualização, a PNAN reforça a necessidade de mudanças devido às alterações no consumo alimentar (alimentos industrializados) e traz o conceito ampliado de alimentação saudável, inserindo a necessidade de ambientes adequados, não obesogênicos e saudáveis para sua promoção (BRASIL, 2011).

Posteriormente, podemos também citar outras iniciativas complementares para o combate da obesidade como o Plano de Ações Estratégicas para o Enfrentamento das Doenças Crônicas e Agravos Não Transmissíveis no Brasil (2011-2022 e 2021-2030), com metas específicas para o enfrentamento da obesidade, com ênfase para: "reduzir a prevalência de obesidade em crianças e adolescentes em 2%", "deter o crescimento da obesidade em adultos", "aumentar a prevalência da prática de atividade física no tempo livre em 30%", "aumentar o consumo recomendado de frutas e de hortaliças em 30%", "reduzir o consumo de alimentos ultraprocessados", "reduzir em 30% o consumo regular de bebidas adoçadas" e "reduzir o consumo abusivo de bebidas alcoólicas em 10%", até 2030, com monitoramento proposto por meio do Vigitel, PNS e dados do Sistema de Vigilância Alimentar e Nutricional (SISVAN), que será abordado na próxima seção deste capítulo (BRASIL, 2021).

5.4 VIGILÂNCIA ALIMENTAR E NUTRICIONAL (VAN)

Um dos princípios e diretrizes da PNAN é a VAN, realizada por meio da avaliação, coleta e análise de dados sobre o padrão de consumo alimentar e do estado nutricional da população (BRASIL, 2011; CAMPOS; FONSECA, 2021). O conhecimento da distribuição dos dados sobre o estado nutricional, por meio da coleta de peso e altura e cálculo do índice de massa corporal (IMC) e a cobertura populacional do SISVAN são de fundamental importância para a implementação da PNAN (CAMPOS; FONSECA, 2021).

Além de constar na PNAN, a Portaria nº 1.156, de 31 de agosto de 1990, também regulamenta a VAN para todos os municípios brasileiros e o Decreto nº 5.209, de 17 de setembro de 2004 (BRASIL, 1990; CAMPOS; FONSECA, 2021; BRASIL, 2023), que institui o Programa Bolsa Família. A VAN é uma das condicionalidades do Programa Bolsa Família e tem seus usuários os principais monitorados no SISVAN (BRASIL, 1990; CAMPOS; FONSECA, 2021; BRASIL, 2023).

Na Atenção Primária, estes dados são coletados e registrados continuamente nos serviços de saúde após avaliação antropométrica (peso e altura, por exemplo) e dos marcadores do consumo alimentar (BRASIL, 2011; BRASIL, 2015). É importante destacar que o SISVAN possui protocolos de acompanhamento, de acordo com o ciclo de vida, que sistematizam o cuidado e padronizam os dados em nível nacional, disponíveis nos documentos (BRASIL, 2011; BRASIL, 2015):

- Orientações para a coleta e análise de dados antropométricos em serviços de saúde – norma técnica do Sistema de Vigilância Alimentar e Nutricional (SISVAN);
- Orientações para avaliação de marcadores de consumo alimentar na atenção básica.

Esses dados são monitorados pelas equipes de saúde e os gestores municipais, estaduais e federais para contribuir com informações geradas que influenciarão no processo decisório nas ações, estratégias, programas e políticas, registrados nas seguintes bases (SILVA *et al.*, 2022; BRASIL, 2023):

- Sistema de Vigilância Alimentar e Nutricional (Sisvan);
- Sistema de Gestão do Programa Bolsa Família na Saúde;
- E-SUS Atenção Primária.

A Portaria de nº 2.975, de 14 de dezembro de 2011 foi fundamental para apoiar financeiramente a estruturação da VAN, destinada à aquisição de equipamentos antropométricos para as unidades básicas de saúde (UBS) (BRASIL, 2011). Nos últimos anos também foram publicadas outras portarias homologando municípios ao recebimento desse recurso (BRASIL, 2011). Ao receber o recurso, instruções por meio de manuais de orientação também foram enviadas no sentido à aquisição e descrição correta do manuseio de equipamentos, como os estadiômetros, as balanças e as fitas métricas (BRASIL, 2011; SILVA *et al.*, 2022; BRASIL, 2023).

Figura 18 – Ficha dos marcadores de consumo alimentar do SISVAN.

SISVAN	MARCADORES DE CONSUMO ALIMENTAR	DIGITADO POR:	DATA: / /
		CONFERIDO POR:	FOLHA Nº:

CNS DO PROFISSIONAL	CBO	CNES*	INE	DATA*
⎣⎦⎣⎦⎣⎦⎣⎦⎣⎦⎣⎦⎣⎦⎣⎦⎣⎦⎣⎦⎣⎦⎣⎦⎣⎦⎣⎦⎣⎦	⎣⎦⎣⎦⎣⎦⎣⎦-⎣⎦⎣⎦	⎣⎦⎣⎦⎣⎦⎣⎦⎣⎦⎣⎦⎣⎦	⎣⎦⎣⎦⎣⎦⎣⎦⎣⎦⎣⎦⎣⎦⎣⎦⎣⎦⎣⎦	/ /

CNS DO CIDADÃO:* ⎣⎦⎣⎦⎣⎦⎣⎦⎣⎦⎣⎦⎣⎦⎣⎦⎣⎦⎣⎦⎣⎦⎣⎦⎣⎦⎣⎦⎣⎦

Nome do Cidadão:*

Data de nascimento:* / / **Sexo:*** ○ Feminino ○ Masculino Local de Atendimento: ⎣⎦

Bloco	Pergunta	Respostas
CRIANÇAS MENORES DE 6 MESES**	A criança ontem tomou leite do peito?	○ Sim ○ Não ○ Não Sabe
	Ontem a criança consumiu:	
	Mingau	○ Sim ○ Não ○ Não Sabe
	Água/chá	○ Sim ○ Não ○ Não Sabe
	Leite de vaca	○ Sim ○ Não ○ Não Sabe
	Fórmula infantil	○ Sim ○ Não ○ Não Sabe
	Suco de fruta	○ Sim ○ Não ○ Não Sabe
	Fruta	○ Sim ○ Não ○ Não Sabe
	Comida de sal (de panela, papa ou sopa)	○ Sim ○ Não ○ Não Sabe
	Outros alimentos/bebidas	○ Sim ○ Não ○ Não Sabe
CRIANÇAS DE 6 A 23 MESES**	A criança ontem tomou leite do peito?	○ Sim ○ Não ○ Não Sabe
	Ontem, a criança comeu fruta inteira, em pedaço ou amassada?	○ Sim ○ Não ○ Não Sabe
	Se sim, quantas vezes?	○ 1 vezes ○ 2 vezes ○ 3 vezes ou mais ○ Não Sabe
	Ontem a criança comeu comida de sal (de panela, papa ou sopa)?	○ Sim ○ Não ○ Não Sabe
	Se sim, quantas vezes?	○ 1 vezes ○ 2 vezes ○ 3 vezes ou mais ○ Não Sabe
	Se sim, essa comida foi oferecida:	○ Em pedaços ○ Amassada ○ Passada na peneira ○ Liquidificada ○ Só o caldo ○ Não Sabe
	Ontem a criança consumiu:	
	Outro leite que não o leite do peito	○ Sim ○ Não ○ Não Sabe
	Mingau com leite	○ Sim ○ Não ○ Não Sabe
	Iogurte	○ Sim ○ Não ○ Não Sabe
	Legumes (não considerar os utilizados como temperos, nem batata, mandioca/aipim/macaxeira, cará e inhame)	○ Sim ○ Não ○ Não Sabe
	Vegetal ou fruta de cor alaranjada (abóbora ou jerimum, cenoura, mamão, manga) ou folhas verdes-escuras (couve, caruru, beldroega, bertalha, espinafre, mostarda)	○ Sim ○ Não ○ Não Sabe
	Verdura de folha (alface, acelga, repolho)	○ Sim ○ Não ○ Não Sabe
	Carne (boi, frango, peixe, porco, miúdos, outras) ou ovo	○ Sim ○ Não ○ Não Sabe
	Fígado	○ Sim ○ Não ○ Não Sabe
	Feijão	○ Sim ○ Não ○ Não Sabe
	Arroz, batata, inhame, aipim/macaxeira/mandioca, farinha ou macarrão (sem ser instantâneo)	○ Sim ○ Não ○ Não Sabe
	Hambúrguer e/ou embutidos (presunto, mortadela, salame, linguiça, salsicha)	○ Sim ○ Não ○ Não Sabe
	Bebidas adoçadas (refrigerante, suco de caixinha, suco em pó, água de coco de caixinha, xaropes de guaraná/groselha, suco de fruta com adição de açúcar)	○ Sim ○ Não ○ Não Sabe
	Macarrão instantâneo, salgadinhos de pacote ou biscoitos salgados	○ Sim ○ Não ○ Não Sabe
	Biscoito recheado, doces ou guloseimas (balas, pirulitos, chiclete, caramelo, gelatina)	○ Sim ○ Não ○ Não Sabe
CRIANÇAS COM 2 ANOS OU MAIS, ADOLESCENTES, ADULTOS, GESTANTES E IDOSOS**	Você tem costume de realizar as refeições assistindo à TV, mexendo no computador e/ou celular?	○ Sim ○ Não ○ Não Sabe
	Quais refeições você faz ao longo do dia?	☐ Café da manhã ☐ Lanche da manhã ☐ Almoço ☐ Lanche da tarde ☐ Jantar ☐ Ceia
	Ontem, você consumiu:	
	Feijão	○ Sim ○ Não ○ Não Sabe
	Frutas frescas (não considerar suco de frutas)	○ Sim ○ Não ○ Não Sabe
	Verduras e/ou legumes (não considerar batata, mandioca, aipim, macaxeira, cará e inhame)	○ Sim ○ Não ○ Não Sabe
	Hambúrguer e/ou embutidos (presunto, mortadela, salame, linguiça, salsicha)	○ Sim ○ Não ○ Não Sabe
	Bebidas adoçadas (refrigerante, suco de caixinha, suco em pó, água de coco de caixinha, xaropes de guaraná/groselha, suco de fruta com adição de açúcar)	○ Sim ○ Não ○ Não Sabe
	Macarrão instantâneo, salgadinhos de pacote ou biscoitos salgados	○ Sim ○ Não ○ Não Sabe
	Biscoito recheado, doces ou guloseimas (balas, pirulitos, chiclete, caramelo, gelatina)	○ Sim ○ Não ○ Não Sabe

Legenda: ☐ Opção múltipla de escolha ○ Opção única de escolha **(marcar X na opção desejada)**

***Campo obrigatório**

****Todas as questões do bloco devem ser respondidas**

Local de Atendimento: 01 - UBS 02 - Unidade Móvel 03 - Rua 04 - Domicílio 05 - Escola/Creche 06 - Outros 07 - Polo (Academia da Saúde) 08 - Instituição/Abrigo 09 - Unidade prisional ou congêneres 10 - Unidade socioeducativa

Extraído de: Orientações para avaliação de marcadores de consumo alimentar na atenção básica. BRASIL, 2015

Para concluir e refletir...

A PNAN é uma das principais políticas públicas brasileiras no âmbito da Alimentação e Nutrição fazendo parte da PNS no contexto da SAN para concretizar o DHAA, fortalecendo e institucionalizando a área e as ações de alimentação e nutrição no SUS. Com a sua introdução, o Brasil caminha em direção a ações de EAN para mudanças de hábitos alimentares, sistemas e ambientes alimentares saudáveis e o atingimento de metas nacionais e internacionais pactuadas no controle, combate e resolução de problemas complexos como a obesidade e demais DCNTs. Para o acompanhamento da PNAN, temos as diretrizes de VAN e de Pesquisa, Inovação e Conhecimento em Alimentação e Nutrição.

REFERÊNCIAS BIBLIOGRÁFICAS

ADES, L.; KERBAUY, R. R. **Obesidade:** realidades e indagações. Psicologia USP, v. 13, p. 197-216, 2002.

ARRUDA, B. K. G.; ARRUDA, I. K. G. Marcos referenciais da trajetória das políticas de alimentação e nutrição no Brasil. **Revista brasileira de saúde materno infantil**, v. 7, p. 319-326, 2007.

BORTOLINI, G. A. *et al.* Evolução das ações de nutrição na atenção primária à saúde nos 20 anos da Política Nacional de Alimentação e Nutrição do Brasil. **Cadernos de Saúde Pública**, v. 37, 2022.

BRASIL. 04/3 – **Dia Mundial da Obesidade.** Disponível em: https://bvsms.saude.gov.br/04-3-dia-mundial-da-obesidade/#:~:text=As%20taxas%20de%20obesidade%20quase,pessoas%20em%20todo%20o%20mundo. Acesso em: 28 dez. 2023.

BRASIL. **Caderno dos programas nacionais de suplementação de micronutrientes** [recurso eletrônico]. Ministério da Saúde, Secretaria de Atenção Primária à Saúde, Departamento de Promoção da Saúde. Brasília: Ministério da Saúde, 2022. 44 p.: il.

BRASIL. **Decreto nº 5.209, de 17 de setembro de 2004.** Regulamenta a Lei nº 10.836, de 9 de janeiro de 2004, que cria o Programa Bolsa Família, e dá outras providências. DOU: Brasília, 17 de setembro de 2004.

BRASIL. **Decreto nº 5.209, de 17 de setembro de 2004.** Regulamenta a Lei nº 10.836, de 9 de janeiro de 2004, que cria o Programa Bolsa Família, e dá outras providências. DOU: Brasília, 17 de setembro de 2004.

BRASIL. **Enriquecimento de farinhas de trigo e de milho com ferro e ácido fólico: perguntas e respostas.** ANVISA: Gerência Geral de Alimentos; 2021. Disponível em: https://www.gov.br/anvisa/pt-br/centraisdeconteudo/publicacoes/alimentos/perguntas-e-respostas-arquivos/enriquecimento-de-farinhas-de-trigo-e-de-milho.pdf Acesso em 02 fev. 2023.

BRASIL. **Guia de Consulta para Vigilância Epidemiológica, Assistência e Atenção Nutricional dos Casos de Beribéri.** Ministério da Saúde. Secretaria de Atenção à Saúde. Secretaria Especial de Saúde indígena. Secretaria de Vigilância em Saúde. Brasília: Ministério da Saúde, 2012. 66 p. – (Série A. Normas e Manuais Técnicos).

BRASIL. **Lei nº 1.944, de 14 de agosto de 1953.** Torna obrigatória a iodetação do sal de cozinha destinado a consumo alimentar nas regiões bocígenas do país. DOU: Brasília, 14 de agosto de 1953.

BRASIL. **Lei nº 10.836, de 9 de janeiro de 2004.** Cria o Programa Bolsa Família e dá outras providências. DOU: Brasília, 9 de janeiro de 2004.

BRASIL. **Manual instrutivo para implementação da Agenda para Intensificação da Atenção Nutricional à Desnutrição Infantil:** portaria nº 2.387, de 18 de outubro de 2012. Ministério da Saúde, Secretaria de Atenção à Saúde, Departamento de Atenção Básica. Brasília: Ministério da Saúde, 2013. 76 p.: il.

BRASIL. Ministério da Saúde. **Manual Técnico e Operacional do Pró-Iodo: Programa Nacional para a Prevenção e Controle dos Distúrbios por Deficiência de Iodo.** Brasília: Ministério da Saúde. 2008. 22 p.

BRASIL. **NutriSUS – Estratégia de fortificação da alimentação infantil com micronutrientes (vitaminas e minerais) em pó:** manual operacional. Ministério da Saúde, Ministério da Educação. Brasília: Ministério da Saúde, 2015. 52 p.: il.

BRASIL. **NutriSUS – Prevenção e Controle de Agravos Nutricionais.** Disponível em: https://www.gov.br/saude/pt-br/composicao/saps/nutrisus. Acesso em 18 jan. 2023.

BRASIL. **Orientações para a coleta e análise de dados antropométricos em serviços de saúde:** Norma Técnica do Sistema de Vigilância Alimentar e Nutricional – SISVAN. Ministério da Saúde, Secretaria de Atenção à Saúde, Departamento de Atenção Básica. Brasília: Ministério da Saúde, 2011. 76 p.: il. – (Série G. Estatística e Informação em Saúde).

BRASIL. **Orientações para avaliação de marcadores de consumo alimentar na atenção básica** [recurso eletrônico]. Ministério da Saúde, Secretaria de Atenção à Saúde, Departamento de Atenção Básica. Brasília: Ministério da Saúde, 2015. 33 p.: il.

BRASIL. **Plano de Ações Estratégicas para o Enfrentamento das Doenças Crônicas e Agravos não Transmissíveis no Brasil 2021-2030** [recurso eletrônico]. Ministério da Saúde, Secretaria de Vigilância em Saúde, Departamento de Análise em Saúde e Vigilância de Doenças Não Transmissíveis. Brasília: Ministério da Saúde, 2021. 118 p.: il.

BRASIL. **Política Nacional de Alimentação e Nutrição.** Disponível em: https://www.gov.br/saude/pt-br/composicao/saps/pnan. Acesso em: 12 fev. 2023.

BRASIL. **Política Nacional de Alimentação e Nutrição.** Ministério da Saúde, Secretaria de Atenção à Saúde. Departamento de Atenção Básica. 1. ed., 1. reimpr. Brasília: Ministério da Saúde, 2013.

BRASIL. **Portaria de Consolidação n° 5, de 28 de setembro de 2017.** Consolidação das normas sobre as ações e os serviços de saúde do Sistema. DOU: Brasília, 28 de setembro de 2017.

BRASIL. **Portaria de n° 2.975, de 14 de dezembro de 2011.** Apoia financeiramente a estruturação da Vigilância Alimentar e Nutricional. DOU: Brasília, 14 de dezembro de 2011.

BRASIL. **Portaria n° 1.156, de 31 de agosto de 1990.** Fica instituído, no Ministério da Saúde, o Sistema De Vigilância Alimentar e Nutricional – SISVAN. DOU: Brasília, 31 de agosto de 1990.

BRASIL. **Portaria n° 2.715, de 17 de novembro de 2011.** Atualiza a Política Nacional de Alimentação e Nutrição. DOU: Brasília, de 10 de junho de 1999.

BRASIL. **Portaria n° 710, de 10 de junho de 1999.** Aprova a Política Nacional de Alimentação e Nutrição, cuja íntegra consta do anexo desta Portaria e dela é parte integrante. DOU: Brasília, de 10 de junho de 1999.

BRASIL. **Portaria n° 729, de 13 de maio de 2005**. Institui o Programa Nacional de Suplementação de Vitamina A e dá outras providências. DOU: Brasília, 13 de maio de 2005.

BRASIL. **Portaria n° 730, de 13 de maio de 2005**. Institui o Programa Nacional de Suplementação de Ferro, destinado a prevenir a anemia ferropriva e dá outras providências. DOU: Brasília, 13 de maio de 2005.

BRASIL. **Prevenção e Controle de Agravos – Ações de enfrentamento do Beribéri**. Disponível em: https://aps.saude.gov.br/ape/pcan/faqberiberi#:~:text=02%20%2D%20A%20quem%20se%20destina,e%20tratamento%20oportuno%20dos%20casos.. Acesso em: 22 jan. 2023

BRASIL. **Programa Bolsa Família**. Disponível em: https://bfa.saude.gov.br/. Acesso em 16 mar. 2023.

BRASIL. P**rograma Nacional de Suplementação de Ferro:** manual de condutas gerais. Ministério da Saúde. Secretaria de Atenção à Saúde. Departamento de Atenção Básica. Brasília: Ministério da Saúde, 2013. 24 p.: il.

BRASIL. **PROTEJA:** Estratégia Nacional para Prevenção e Atenção à Obesidade Infantil: orientações técnicas [recurso eletrônico]. Ministério da Saúde, Secretaria de Atenção Primária à Saúde, Departamento de Promoção da Saúde. Brasília: Ministério da Saúde, 2022. 39 p.: il.

BRASIL. **RDC n° 150, de 13 de abril de 2017**. Dispõe sobre o enriquecimento das farinhas de trigo e de milho com ferro e ácido fólico. DOU: Brasília, 13 de abril de 2017.

BRASIL. **RDC n° 344, de 13 de dezembro de 2002**. Aprova o Regulamento Técnico para a Fortificação das Farinhas de Trigo e das Farinhas de Milho com Ferro e Ácido Fólico, constante do anexo desta Resolução. DOU: Brasília, 13 de dezembro de 2002.

BRASIL. **RDC n° 604, de 10 de fevereiro de 2022**. Dispõe sobre o enriquecimento obrigatório do sal com iodo e das farinhas de trigo e de milho com ferro e ácido fólico destinados ao consumo humano. DOU: Brasília, 10 de fevereiro de 2022.

BRASIL. **Resolução – RDC n° 604, de 10 de fevereiro de 2022 –** ANVISA. Dispõe sobre o enriquecimento obrigatório do sal com iodo e das farinhas de trigo e de milho com ferro e ácido fólico destinados ao consumo humano. DOU: Brasília, 10 de fevereiro de 2022.

BRASIL. **Resolução RDC n° 130, de 26 de maio de 2003**. Dispõe sobre o teor de iodo que deve conter o sal destinado ao consumo humano. DOU: Brasília, 26 de maio de 2003.

BRASIL. **Resolução RDC nº 23, de 24 de abril de 2013**. Dispõe sobre o teor de iodo no sal destinado ao consumo humano e dá outras providências. DOU: Brasília, 24 de abril de 2013.

BRASIL. **Resultados do monitoramento do teor de iodo no sal destinado ao consumo humano**. ANVISA; 2018. Disponível em: https://www.gov.br/anvisa/pt-br/centraisdeconteudo/publicacoes/monitoramento/programas-nacionais-de-monitoramento-de-alimentos/resultado-do-monitoramento-do-teor-de-iodo-no-sal-para-consumo-humano-2017.pdf Acesso em 18 fev. 2023.

BRASIL. **Vigilância Alimentar e Nutricional**. Disponível em: https://www.gov.br/saude/pt-br/composicao/saps/vigilancia-alimentar-e-nutricional/vigilancia-alimentar-e-nutricional. Acesso em: 28 dez. 2023.

BRASIL. **Lei nº 8.080 de 19 de setembro de 1990**. Dispõe sobre as condições para a promoção, proteção e recuperação da saúde, a organização e o funcionamento dos serviços correspondentes e dá outras providências. DOU: Brasília, 19 de setembro de 1990.

CAMPOS, D. S.; FONSECA, P. C. **A vigilância alimentar e nutricional em 20 anos da Política Nacional de Alimentação e Nutrição**. Cadernos de Saúde Pública, v. 37, p. e00045821, 2021.

DOMENE, S. M. A. *et al.* **Experiências de políticas em alimentação e nutrição**. Estudos avançados, v. 21, p. 161-178, 2007.

MONTEIRO, CA. **A dimensão da pobreza, da desnutrição e da fome no Brasil:** implicações para políticas públicas. Estudos Avançados, 17 (48): 7-20, 2003.

ORGANIZAÇÃO PAN-AMERICANA DA SAÚDE. **Sistemas alimentares e nutrição:** a experiência brasileira para enfrentar todas as formas de má nutrição. Brasília, DF: OPAS; 2017.

ORGANIZAÇÃO PAN-AMERICANA DA SAÚDE. **Sistemas alimentares e nutrição:** a experiência brasileira para enfrentar todas as formas de má nutrição. Brasília, DF: OPAS; 2017.

PONTES, A. A. N. de *et al.* **Iodação do sal no Brasil, um assunto controverso**. Arquivos Brasileiros de Endocrinologia & Metabologia, v. 53, p. 113-114, 2009.

RAMOS, M. K. P.; LIMA, A. M. C.; GUBERT, M. B. **Agenda para intensificação da atenção nutricional à desnutrição infantil:** resultados de uma pactuação interfederativa no Sistema Único de Saúde. Revista de Nutrição, v. 28, p. 641-653, 2015.

RASELLA, D. *et al.* **Effect of a conditional cash transfer programme on childhood mortality:** a nationwide analysis of Brazilian municipalities. Lancet. 2013;382(9886):57-64.

SANTOS, S. M. C. *et al.* **Avanços e desafios nos 20 anos da Política Nacional de Alimentação e Nutrição.** Cadernos de Saúde Pública, v. 37, 2021.

SILVA, R. P. C. *et al.* **Sistema de Vigilância Alimentar e Nutricional:** tendência temporal da cobertura e estado nutricional de adultos registrados, 2008-2019. Epidemiologia e Serviços de Saúde, v. 31, 2022.

CAPÍTULO 6
PROGRAMAS NACIONAIS DE ALIMENTAÇÃO E NUTRIÇÃO

Principais Tópicos do Capítulo

- O PNAE passou por diversas mudanças até a sua configuração atual, no entanto, ainda possui a responsabilidade de ofertar a alimentação escolar. Hoje, é pautado na promoção de uma alimentação adequada e saudável seguindo, entre outras, as premissas do Guia Alimentar para População Brasileira;

- O Programa de Aquisição dos Alimentos (PAA) traz benefícios aos indivíduos em situação de vulnerabilidade quanto ao acesso, quantidade, qualidade e regularidade da alimentação;

- Os principais programas de acesso à alimentação e equipamentos públicos de SAN são Restaurante Popular (RP), Banco de Alimentos (BA) e Cozinha Comunitária (CC);

- O Programa de Alimentação do Trabalhador (PAT) é um dos que apresentou maior êxito, à medida em que fornece refeições aos trabalhadores, objetivando melhorar sua condição nutricional.

Você lembra o que é um programa governamental? Já falamos e contextualizamos alguns deles e, agora, vamos falar de forma mais aprofundada sobre mais alguns. Para relembrar, os programas governamentais são realizados para colocar em prática, viabilizando as políticas públicas e otimizando seus recursos, sejam eles financeiros, humanos, logísticos ou materiais.

6.1 PROGRAMA NACIONAL DE ALIMENTAÇÃO ESCOLAR (PNAE)

Podemos dizer que, um dos mais abrangentes do mundo e mais antigos dos programas nacionais que temos é o PNAE, não com este nome e nem com o formato que temos hoje, devido às mudanças que sofreu ao longo do tempo, mas com a mesma responsabilidade de ofertar a alimentação escolar de qualidade (BRASIL, 2023).

Com o lançamento do I Plano Nacional de Alimentação, produzido pela CNA, denominado Conjuntura Alimentar e o Problema da Nutrição no Brasil, em 1952, objetivando resolver o *"problema da desnutrição infantil, através de programas de assistência e educação alimentar"*, houve a proposição por Josué de Castro de um plano de trabalho para melhorar as condições nutricionais brasileiras, o que seria o chamado de "Programa ou Campanha Nacional de Merenda Escolar" (com vigência prevista até 1954), no intuito, como já bem sabemos de combater a fome e a desnutrição (PEIXINHO; 2013; SILVA, 2019). Este plano incluiria a racionalização de programas de merenda escolar já existentes e espalhados pelo país, para que fossem mais coordenados, orientados e que tivessem melhor assistência econômico-financeira (PEIXINHO; 2013; SILVA, 2019).

Internacionalmente, os Estados Unidos, em 1954, estabeleceram o programa "Alimentos para a paz", na qual compravam o excedente de seus produtores para doar ou revender a outros países parceiros comerciais, incluindo leite em pó, margarina, óleo, farinha de soja, mas também cápsulas de vitaminas A e

E, além do tabaco, tendo o Brasil como um de seus parceiros (PEIXINHO; 2013; SILVA, 2019). O programa era intermediado pelo Fundo das Nações Unidas para a Infância (UNICEF), pelo Programa Mundial de Alimentos (PMA), órgãos da ONU e pelo *Commodity Credit Corporation* (CCC), autarquia do Ministério da Agricultura dos Estados Unidos, que financiava a aquisição e a transferência dos produtos (PEIXINHO; 2013; SILVA, 2019).

Ambos os programas foram molas propulsoras para criação do PNAE, por meio do Projeto de Lei (PL 480), com a Campanha da Merenda Escolar (CME) e, em seguida, pela assinatura do Decreto nº 37.106, de 31 de março de 1955, por condução do Ministério da Educação e Cultura (MEC), marco este de criação do "PNAE" (PEIXINHO; 2013; SILVA, 2019). Em 1956, este nome é alterado para Campanha Nacional de Merenda Escolar (CNME), por meio do Decreto nº 39.007, de 11 de abril de 1956, no intuito de promover o atendimento do programa em âmbito nacional (PEIXINHO; 2013; SILVA, 2019).

A partir de 1965, a CNME muda novamente de nome e passa a ser chamada de Campanha Nacional de Alimentação Escolar (CNAE), tendo a educação alimentar entre suas atribuições e o Programa de Almoço Escolar para descaracterizar a "merenda" e torná-las "refeições" aos estudantes, incluindo os contemplados pelo programa, os indivíduos que faziam cursos supletivos, parte do ensino secundário e parte dos pré-escolares. Neste período, começa uma redução de envio de alimentos pactuados nos acordos internacionais e o programa "Alimentos para a paz" encerra-se em 1970 (PEIXINHO; 2013; SILVA, 2019).

A partir de 1976, embora financiado pelo Ministério da Educação (MEC) e gerenciado pela CNAE, como o programa ainda fazia parte do II PRONAN, seu art. 2º, o inciso I citava *"a racionalização da assistência e da educação na área da alimentação e da nutrição" e como uma de suas diretrizes produtos in natura como aquisições para a merenda escolar e apoio ao "pequeno produtor"* (PEIXINHO; 2013; SILVA, 2019; BRASIL, 2023).

Somente em 1979 com o encerramento do II PRONAN, o governo federal alterou sua nomenclatura para PNAE, com a previsão de fornecimento de uma refeição diária durante todo o período letivo a todos os estudantes da rede pública e filantrópica (ensino fundamental) (PEIXINHO; 2013; SILVA, 2019; BRASIL, 2023). Em 1988, com a Constituição Federal em seus artigos 205 e 208, a alimentação escolar é tratada como direito do estudante e dever do Estado, com responsabilidades compartilhadas à nível federal, estadual e municipal (BRAIL, 1988).

Até então, o PNAE era centralizado e inicia-se um processo de descentralização com o Programa de Municipalização da Merenda Escolar (PMME), ainda que pouco expressiva, entre 1986 e 1988 (PEIXINHO; 2013; SILVA, 2019; BRASIL, 2023). A necessidade de descentralização foi um dos motivos para a criação do CONSEA em 1993, que auxiliou no processo de consolidação, mediante a Lei nº 8.913, de 12 de Julho de 1994 que a traz de fato convênios com os municípios, por adesão voluntária, e com o envolvimento das Secretarias de Educação dos estados e do Distrito Federal, às quais se delegou competência para atendimento aos alunos, planejar cardápios, adquirir os alimentos, realizar o controle de qualidade em laboratórios especializados e distribuí-los aos alunos que até então eram atividades de competência centralizada ao MEC (PEIXINHO; 2013; SILVA, 2019; BRASIL, 2023). Em 1994, havia 1.532 municípios que aderiram ao convênio (PEIXINHO; 2013; SILVA, 2019; BRASIL, 2023). Este número salta para 4.314, em 1998, e para 5.526 em 2012 (cerca de 99% de aderência) (PEIXINHO; 2013; SILVA, 2019; BRASIL, 2023).

A consolidação efetiva da descentralização ocorre, portanto, em 1998 com a Medida Provisória n° 1.784, de 14 de dezembro, com as funções unificadas ao Fundo Nacional de Desenvolvimento da Educação (FNDE) para prestar assistência financeira, que acontece até a atualidade (PEIXINHO; 2013; SILVA, 2019; BRASIL, 2023). O repasse é realizado automaticamente, sem a necessidade de convênios, sendo baseado em dados do Censo Escolar, realizado anualmente pelo Instituto Nacional de Estudos e Pesquisas Educacionais Anísio Teixeira (Inep) (PEIXINHO; 2013; SILVA, 2019; BRASIL, 2023).

Em 2006, a Portaria Interministerial nº 1.010 instituiu as diretrizes para a "Promoção da Alimentação Saudável nas Escolas de educação infantil, fundamental e nível médio das redes pública e privada, em âmbito nacional", trazendo a obrigatoriedade da presença do nutricionista como Responsável Técnico (RT) pelo Programa que precisa coordenar, planejar, dirigir e avaliar todas as ações e indicando as competências e responsabilidades das secretarias estaduais e municipais de saúde e de educação (PEIXINHO; 2013; SILVA, 2019; BRASIL, 2023). Além disso, a parceria do FNDE com as Instituições Federais de Ensino Superior, levou a criação dos Centros Colaboradores de Alimentação e Nutrição Escolar – Cecanes, unidades de referência e apoio para desenvolver ações e projetos de interesse e necessidade do PNAE (PEIXINHO; 2013; SILVA, 2019; BRASIL, 2023).

O principal avanço e reformulação do PNAE foi em 2009, com a Lei nº 11.947, de 16 de junho de 2009, e a Resolução do CD/FNDE nº 38, de 16 de julho de 2009, sendo que o programa passou a ser destinado a toda a rede pública de educação básica, e da Educação de Jovens e Adultos (EJA), reajustou os valores *per capita* e instituiu que 30% dos repasses do FNDE devem ser para aquisição de produtos da agricultura familiar (por chamada pública) (PEIXINHO; 2013; SILVA, 2019; BRASIL, 2023).

A Resolução FNDE nº 26 de 17 de junho de 2013, estimula e fortalece a Educação Alimentar e Nutricional (EAN), presente no programa, auxiliando no cumprimento das políticas públicas de SAN, do Plano de SAN, do Plano Nacional Combate à Obesidade e do Plano de Ações Estratégicas para o enfrentamento das DCNT. Em 2014, a Resolução CD/FNDE nº 4, buscou fortalecer a Agricultura Familiar e sua contribuição para o desenvolvimento social e econômico local, alterou a redação dos artigos 25 a 32 da Resolução FNDE nº 26 (PEIXINHO; 2013; SILVA, 2019; BRASIL, 2023).

Cabe o destaque que, mais recentemente, o valor repassado pela União a estados e municípios por dia letivo para cada aluno é definido de acordo com a etapa e modalidade de ensino, considerando creche, pré-escola, escolas indígenas e quilombolas, ensino fundamental e médio, educação de jovens e adultos, ensino integral, programa de Fomento às Escolas de Ensino Médio em Tempo Integral e alunos que frequentam o Atendimento Educacional Especializado no contraturno (BRASIL, 2023; FNDE, 2023).

Quanto às especificidades relacionadas ao cardápio, a legislação do PNAE (Lei 11.947/2009 e Resolução CD/FNDE nº 6, de 12 de maio de 2020) engloba diretrizes e recomendações nutricionais do Guia Alimentar para a População Brasileira (BRASIL, 2014); o Guia Alimentar para Crianças Menores de Dois Anos de Idade (BRASIL, 2019); o Plano de Ação para Prevenção da Obesidade em Crianças e Adolescentes (Organização Pan-Americana da Saúde, 2014); e o Modelo de Perfil Nutricional (Organização Pan-Americana da Saúde, 2016) (FNDE, 2020; FNDE, 2023).

Esta resolução nº 6 estabelece o planejamento do cardápio por nutricionista RT pelo programa, tendo como base a utilização de alimentos *in natura* ou minimamente processados, focando nas necessidades nutricionais e especiais, hábitos alimentares, cultura alimentar e regionalidade, sustentabilidade, sazonalidade e diversificação agrícola da região e promoção da alimentação adequada e saudável (FNDE, 2020). Ainda conta com as principais seguintes instruções (FNDE, 2020):

- Fornecimento de mais frutas e hortaliças: em período parcial (280g) – frutas *in natura*, no mínimo, dois dias por semana; hortaliças, no mínimo, três dias por semana e, em período integral (520g) – frutas *in natura*, no mínimo, quatro dias por semana; hortaliças, no mínimo, cinco dias por semana;
- Obrigatoriedade de alimentos fonte de ferro heme no mínimo quatro vezes por semana;
- Obrigatoriedade de alimentos fonte de vitamina A pelo menos 3 dias por semana;
- Restrição de embutidos, aves temperadas, empanados, pratos prontos, conservas, bebidas lácteas com aditivos ou adoçados, legumes ou verduras em conserva, biscoito, bolacha, pão, bolo, margarina e creme vegetal;
- Doce, no máximo, uma vez por mês e preparações regionais de doces, no máximo, duas vezes por mês em unidades escolares que ofertam alimentação escolar em período parcial; e no máximo, uma vez por semana em unidades escolares que ofertam alimentação escolar em período integral;
- Proíbe alimentos ultraprocessados, gordura *trans*, açúcar, mel e adoçante nas preparações culinárias e bebidas para as crianças de até três anos.

6.2 PROGRAMA DE AQUISIÇÃO DE ALIMENTOS (PAA)

O Programa de Aquisição de Alimentos (PAA) ou Programa Alimenta Brasil, foi criado pelo Artigo nº 19 da Lei nº 10.696, de 02 de julho de 2003, no âmbito e como eixo estruturante do Programa Fome Zero, a partir de uma articulação do CONSEA com o Governo Federal para combate à fome, redução da pobreza e fortalecimento da agricultura familiar (BRASIL, 2003). Esta Lei foi alterada pela Lei nº 12.512, de 14 de outubro de 2011 e regulamentada por diversos decretos (como o Decreto nº 7.775, de 4 de julho de 2012 e o Decreto nº 10.880, de 2021) (BRASIL, 2011).

O PAA é executado por estados, Distrito Federal e municípios e, ainda, pela Companhia Nacional de Abastecimento (CONAB), empresa pública, vinculada ao Ministério da Agricultura, Pecuária e Abastecimento (MAPA) e suas operações são efetivadas por meio do Grupo Gestor do PAA (GGPAA) (PERIN et al., 2021). Em 2021, houve a publicação de uma Medida Provisória (MP), a de nº 1.061, de 9 de agosto, convertida na Lei nº 14.284, de 29 de dezembro de 2021, que alterou seu nome para "Programa Alimenta Brasil", mas que em sua maior parte garantiu as mesmas finalidades e modalidades, que falaremos mais adiante (BRASIL, 2021).

Este programa apresenta duas finalidades básicas: 1) promover o acesso à alimentação às populações que se encontram em situação de IA e, consequente garantia da SAN, além de 2) inclusão social e econômica no campo ao incentivar a agricultura familiar (GRISA et al., 2011; PAA, 2023). Mas e aí, como ele funciona? Os alimentos são adquiridos da agricultura familiar, sem a necessidade de licitação, desde que os preços sejam compatíveis com os dos mercados regionais. Estes alimentos, uma vez comprados pelo governo, são redirecionados aos equipamentos públicos de alimentação e nutrição, como Restaurantes Populares, Cozinhas Comunitárias e Bancos de Alimentos (GRISA et al., 2011; PAA, 2023).

Podemos dizer então, que existem dois tipos de beneficiários deste programa, aqueles "beneficiários consumidores" e "beneficiários fornecedores". Os fornecedores são os agricultores familiares, assentados da reforma agrária, silvicultores, aquicultores, extrativistas, pescadores artesanais, indígenas, integrantes de comunidades remanescentes de quilombos rurais e demais povos e comunidades tradicionais que podem vender alimentos para o programa (sendo necessária uma Declaração de Aptidão ao PRONAF-DAP e seguimento dos itens dispostos em editais publicados) (PERIN et al., 2021; PAA, 2023). Os primeiros "beneficiários fornecedores" com este programa foram de assentados da reforma agrária, na Fazenda Itamaraty no Mato Grosso do Sul, em 2003 (PERIN et al., 2021; PAA, 2023). Já os "beneficiários consumidores", são aqueles indivíduos em situação de IA e aqueles atendidos pela rede socioassistencial e pelos equipamentos de alimentação e nutrição que recebem a doação dos alimentos (PERIN et al., 2021; PAA, 2023).

Entre as suas modalidades, temos: a Compra com Doação Simultânea (CPR-Doação), Compra Direta da Agricultura Familiar (CDAF), Apoio a formação de Estoque pela Agricultura Familiar (CPR-Estoque), PAA Leite (incentivo à produção e ao consumo de leite), a Compra Institucional e a Aquisição de Sementes (instituída pelo Decreto nº 8.293/2014 e regulamentada pela Resolução do GGPA nº 68/2014), em todas elas a produção deve ser própria dos agricultores familiares e devem cumprir as normas estabelecidas de controle de qualidade (PERIN et al., 2021; PAA, 2023).

Todas estas modalidades são realizadas por meio de Termos de Adesão com Estados e Municípios ou repasse de recursos para execução pela CONAB, que promove os contratos com as cooperativas ou com as associações da agricultura familiar (PERIN *et al.*, 2021; PAA, 2023). Em cada uma delas existem regras específicas e limites de valores monetários que também podem variar (PERIN *et al.*, 2021; PAA, 2023).

A primeira modalidade, a CPR-Doação, pretende resolver demandas de suplementação alimentar com os alimentos *in natura* ou processados (PERIN *et al.*, 2021; PAA, 2023). A segunda, denominada compra direta, está relacionada à sustentação de preços de uma pauta específica de produtos definida pelo Grupo Gestor do PAA, a constituição de estoques públicos desses produtos e o atendimento de demandas de programas de acesso à alimentação, sendo adquiridos os seguintes alimentos: arroz, feijão, milho, trigo, sorgo, farinha de mandioca, farinha de trigo, leite em pó integral, castanha de caju, castanha-do-brasil e outros que venham a ser definidos pelo Grupo Gestor do PAA (PERIN *et al.*, 2021; PAA, 2023).

Em terceiro, temos a formação de estoques de alimentos por organizações da agricultura familiar, para trazer valor à produção e sustentação de preços, sendo estes, os alimentos da safra vigente (PERIN *et al.*, 2021; PAA, 2023). Depois, seguem aos estoques públicos ou são comercializados pela organização de agricultores para devolução dos recursos financeiros ao Poder Público (PERIN *et al.*, 2021; PAA, 2023).

A quarta modalidade, é destinada à melhoria do consumo de leite voltada àquelas famílias em situação de IA, além de incentivar a produção de leite por parte dos agricultores, sendo adquiridos leite de vaca e de cabra (PERIN *et al.*, 2021; PAA, 2023). Em quinto, temos a compra institucional que garante a compra dos alimentos por estados, Distrito Federal e municípios, além de órgãos federais sem a licitação, incluindo hospitais, quartéis, presídios, restaurantes universitários, refeitórios de creches e escolas filantrópicas, entre outros, incluindo os alimentos *in natura* ou processados (PERIN *et al.*, 2021; PAA, 2023). E, por último, a aquisição de sementes deve ser por meio de organizações da agricultura familiar que apresentam a Declaração de Aptidão ao Pronaf, sendo vedada a aquisição daquelas que foram geneticamente modificadas.

Estudos têm demonstrado que o PAA provocou mudanças positivas aos beneficiários fornecedores (agricultores familiares), nos quesitos: aumento da renda, aumento e da diversificação da produção, produção orgânica e/ou boas práticas; promoção de circuitos curtos, estímulo ao cooperativismo e/ou associativismo; dinamização de redes e/ou agregação social; e melhoria da qualidade dos alimentos produzidos, estímulo ao controle social; participação das mulheres; melhoria da autoestima e autonomia; e estímulo ao autoconsumo. No entanto, também se ressaltam desafios como: dificuldades de acesso; falta de apoio e logística; e questões econômicas (limite de compra, atrasos nos pagamentos (PERIN *et al.*, 2021).

Em termos de benefícios aos consumidores (pessoas em situação de vulnerabilidade) temos a melhoria do acesso, quantidade, qualidade e regularidade da alimentação, contribuindo ainda, com a melhoria dos hábitos alimentares e incentivo ao consumo de alimentos de qualidade e a valorização da agricultura familiar e da cultura alimentar local (PERIN *et al.*, 2021). Em termos de dificuldades ou pontos negativos, se destacam a qualidade dos alimentos (amassados, muito verdes ou muito maduros), periodicidade das entregas (descontinuidade e/ou falta de regularidade) e a variação na quantidade recebida (PERIN *et al.*, 2021).

6.3 PROGRAMAS DE ACESSO À ALIMENTAÇÃO E OS EQUIPAMENTOS PÚBLICOS DE SEGURANÇA ALIMENTAR E NUTRICIONAL

Os programas de acesso à alimentação e os equipamentos públicos de SAN são denominados assim, pois tem como intuito democratizar o acesso aos alimentos entre as populações em maior vulnerabilidade para assegurar o DHAA e promover o acesso à alimentação adequada e saudável, no contexto do SISAN (BRASIL, 2023). Entre eles, podemos destacar programas como Restaurante Popular (RP), Banco de Alimentos (BA) e Cozinha Comunitária (CC) (BRASIL, 2023).

O primeiro restaurante popular do Brasil, ainda não com a configuração atual, mas com a premissa de distribuir refeições, com um cardápio fixo, para trabalhadores do setor formal da indústria, comércio, bancários e fábricas, foi inaugurado em 1939, na Praça da Bandeira, município do Rio de Janeiro, por implementação do Serviço Central de Alimentação, do Instituto de Aposentadorias e Pensões dos Industriários e direção de Josué de Castro (PADRÃO; AGUIAR, 2018).

Somente a partir de 2004, o Ministério de Desenvolvimento Social e Combate à Fome, assume o apoio e suporte quanto à instalação desses equipamentos públicos, com o mesmo propósito dos restaurantes populares que já haviam sido criados nos estados, no âmbito do programa denominado "Rede de Equipamentos Públicos de SAN", que abarcou adicionalmente, a construção de cozinhas comunitárias e dos bancos de alimentos (PADRÃO; AGUIAR, 2018; BRASIL, 2023).

O Programa Restaurante Popular ou os restaurantes populares produzem e servem refeições saudáveis, com alto valor nutricional, a preços acessíveis para pessoas em situação de insegurança alimentar, produzindo, no mínimo, 1.000 refeições por dia, pelo menos, por 5 dias na semana, sendo obrigatória a presença de um nutricionista (REDESSAN, 2011; PADRÃO; AGUIAR, 2018; BRASIL, 2023). Possuem acesso universal, no entanto, com prioridade aos trabalhadores formais e informais de baixa renda, moradores de rua, aposentados e estudantes, comunidades e povos tradicionais, com localização em áreas de centro e periferias urbanas (municípios com mais de 100 mil habitantes) próximos às áreas de movimentação de pessoas com acesso por meios de transporte ou de serviços de assistência social e de promoção à saúde (REDESSAN, 2011).

Outro ponto importante do programa é que os preços são instituídos conforme a condição e o perfil socioeconômico do indivíduo, definido por cada município (REDESSAN, 2011; PADRÃO; AGUIAR, 2018; BRASIL, 2023). Usuários do Centro de Referência da Assistência Social (CRAS), Bolsa Família, Centro Pop pagam um valor simbólico ou apresentam gratuidade da refeição. E lá vem a pergunta, mas como eu localizo um Restaurante Popular? Você poderá selecionar seu estado e cidade via Mapas Estratégicos para Políticas de Cidadania, o "MOPS" (https://aplicacoes.mds.gov.br/sagi/mops/), que se trata de um recurso para identificar os equipamentos públicos de SAN, além da disponibilidade dos serviços ofertados. Podemos exemplificar o Restaurante Popular, denominado "Programa Bom Prato", específico do Estado de São Paulo que oferece refeições a R$ 1,00 no almoço e jantar, e de R$ 0,50 para o café da manhã (BRASIL, 2023).

Figura 19 – Recorte do MOPS, para um restaurante popular localizado no bairro do Bom Retiro (SP), Estado de São Paulo.

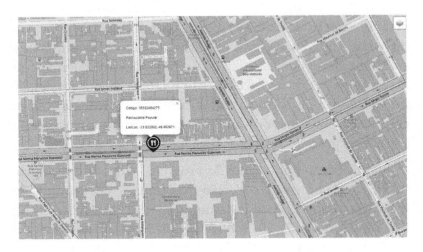

Extraído de: Mapas Estratégicos para Políticas de Cidadania ("MOPS") https://aplicacoes.mds.gov.br/sagi/mops/serv-mapa.php?codigo=355030&sa=1. Acesso em 24 ago. 2023.

As cozinhas comunitárias, por sua vez, são unidades com capacidade para produção de, no mínimo, 100 refeições saudáveis por dia, pelo menos, por 5 dias na semana, sendo obrigatória a presença de um nutricionista (REDESSAN, 2011; PADRÃO; AGUIAR, 2018; BRASIL, 2023). A orientação ao programa é de promover a gratuidade das refeições ofertadas. Ainda que seu acesso também seja universal, são voltadas, prioritariamente, aos indivíduos e famílias em situação de IA (trabalhadores de baixa renda, idosos, desempregados, agricultores familiares de comunidades de baixa renda, populações desassistidas e situadas abaixo da linha de pobreza (referenciados pelo CRAS) implementados em municípios com um grande número de pessoas em situação de miséria ou pobreza, devendo ser localizadas próximo aos CRAS e outros equipamentos da Rede de assistência (REDESSAN, 2011; PADRÃO; AGUIAR, 2018;

BRASIL, 2023). Em termos de legislação temos os seguintes marcos de regulamentação:

- Lei nº 11.346, de 15 de setembro de 2006, alterada pela Lei nº 13.839, de 04 de junho de 2019 (BRASIL, 2019);
- RDC nº 275, de 21 de outubro de 2002 (ANVISA) (BRASIL, 2002);
- Portaria nº 326 – SVS/MS, de 30 de julho de 1997 (Secretaria de Vigilância Sanitária) (BRASIL, 1997);
- Portaria nº 1.428 – SVC/MS, de 26 de novembro de 1993 (BRASIL, 1993);
- Resolução CFN nº 380/2005, de 28 de dezembro de 2005, que garante a presença de um nutricionista, revogada pela Resolução CFN nº 600/2018, de 23 de maio de 2018 (BRASIL, 2018).

Já os Bancos de Alimentos, abastecem com alimentos estes restaurantes populares e cozinhas comunitárias, ainda, pode incluir as entidades e instituições socioassistenciais por meio de doações de indústrias, supermercados, entre outros (produtos inadequados para a comercialização, mas próprios para consumo humano) e de compras da Agricultura Familiar realizadas por meio do PAA, conforme ilustrados nas **Figuras 20 e 21**, que mostram seus objetivos e atividades e a cadeia de produção e abastecimento, respectivamente. Após serem doados ou adquiridos são distribuídos gratuitamente, favorecendo à diminuição do desperdício e o combate à fome (MDS, 2018; MDS, 2023).

Figura 20 – Objetivos e atividades de um banco de alimentos.

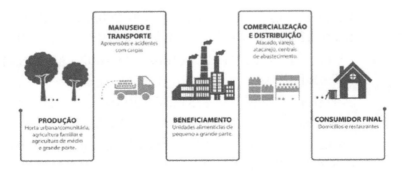

Extraído de Guia Operacional e de Gestão para Bancos de Alimentos. BRASIL, 2020

Figura 21 – Cadeia de produção e abastecimento de alimentos.

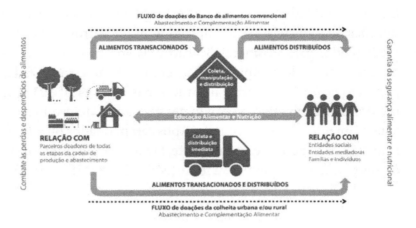

Extraído de Guia Operacional e de Gestão para Bancos de Alimentos. BRASIL, 2020.

Com relação à escolha dos alimentos direcionados ao Banco de Alimentos, ela é feita por meio de um controle de qualidade e avaliação sensorial de acordo com os padrões estabelecidos no "Guia de avaliação de alimentos doados aos Bancos de Alimentos", conforme apresentado no **Quadro 6**. Em 2020, é criada uma Rede Brasileira de Bancos de Alimentos (RBBA), por meio do Decreto nº 10.490, de 17 de setembro, que teve como propósito reunir os bancos de alimentos públicos e privados (MDS, 2018; MDS, 2023).

Quadro 6 – Categorias e orientações quanto à aceitação dos diferentes tipos de alimentos pelo Banco de Alimentos.

Alimento	Característica	Orientação
Hortaliças folhosas, talos e inflorescências	Turgido, cor verde, tamanho inferior ou superior ao padrão	Aceitar
	Murcho, cor amarelada ou Bolor	Rejeitar
Hortaliças raízes, bulbos, rizomas e tubérculos	Murcho (é possível dobrar), bolor ou presença de podridão	Rejeitar
	Tamanho inferior ou superior ao padrão	Aceitar
Hortaliças frutos e Frutas	Cicatriz e broca somente na casca e cor verde	Aceitar
	Cicatriz e broca dentro do fruto, bolor ou fruta e cor característica de muito maduro e a presença de podridão	Rejeitar
Alimentos de origem animal	Embalados, rotulados e nas condições e na temperatura indicadas pelo fabricante	Aceitar
Alimentos processados, ultraprocessados e minimamente processados Acondicionados em sacos plásticos, de papel ou de alumínio	Rasgos, cortes, perfurações ou buracos; qualquer marca de roedores; mancha ou respingo de algum líquido desconhecido; danos causados por insetos; sinais de deterioração; ausência de rótulo ou rótulo danificado na designação do alimento, dados do fabricante ou importador, data de validade ou lote.	Rejeitar

Alimento	Característica	Orientação
Alimentos processados, ultraprocessados e minimamente processados Alimentos acondicionados em caixa de papel ou multicamada	Abertura completa da embalagem; fragmentos de insetos e/ou insetos; rasgo, molhada ou úmida; manchas que indicam contaminação de fonte desconhecida; lacre de segurança rompido; mofo ou modificação; ausência de rótulo ou rótulo danificado na designação do alimento, dados do fabricante ou importador, data de validade ou lote.	Rejeitar
Alimentos acondicionados em garrafa ou pote plástico	Lacre violado, tampa frouxa ou solta; objetos estranhos ou separação incomum de produto; mofo de qualquer natureza ou cor; na tampa: sujeira, fragmento de insetos ou evidência de submersão ou vazamento pela tampa; rachadura ou trinco (embalagem trincada); abertura completa da caixa e manchas na embalagem; ausência de rótulo ou rótulo danificado na designação do alimento, dados do fabricante ou importador, data de validade ou lote.	Rejeitar
Alimentos acondicionados em lata	Amassado na junção da costura lateral e na junção das extremidades (tampa e fundo) e formando um dente – deformação pontuda; inchamento ou estufado; ferrugem ou vazamento; ausência de rótulo ou rótulo danificado na designação do alimento, dados do fabricante ou importador, data de validade ou lote.	Rejeitar
Alimentos acondicionados em frascos de vidro	Fita de vedação interna ou resistente à violação faltando ou quebrada; sujeira e/ou vazamento por baixo da borda da tampa; tampa curvada, botão de vácuo levantado ou outra evidência de que a tampa foi aberta; rachadura ou trincado; ausência de rótulo ou rótulo danificado na designação do alimento, dados do fabricante ou importador, data de validade ou lote.	Rejeitar

Adaptado de Guia de avaliação de alimentos doados aos Bancos de Alimentos. BRASIL, 2018

6.4 PROGRAMA DE ALIMENTAÇÃO DO TRABALHADOR (PAT)

O Programa de Alimentação do Trabalhador (PAT) foi criado em 1976, instituído pela Lei nº 6.321, de 14 de abril de 1976, na ocasião, sob coordenação do Ministério do Trabalho, e regulamentado pelo Decreto nº 5, de 14 de janeiro de 1991 (BRASIL, 1976; BRASIL, 2021).

Mais recentemente, regulamentado por meio do Decreto nº 10.854, de 10 de novembro de 2021 com instruções estabelecidas pela Portaria MTP/GM nº 672, de 8 de novembro de 2021, possuindo responsabilidade compartilhada sobre as normas entre o Ministério do Trabalho e Emprego (regulamenta a adesão e fiscaliza os aspectos trabalhistas), a Secretaria Especial da Receita Federal do Brasil (regulamenta e fiscaliza os aspectos tributários relacionados) do Ministério da Economia/Fazenda e o Ministério da Saúde (regulamentam conjuntamente os aspectos relacionados à promoção da saúde e à SAN) (BRASIL, 1976; BRASIL, 2021).

O PAT, mediante incentivo fiscal, como, por exemplo, por meio da isenção de encargos sociais e a dedução parte das despesas do PAT do Imposto de Renda (IR), possibilita às empresas aderirem ao programa e fornecerem refeições aos trabalhadores, objetivando melhorar as condições nutricionais dos trabalhadores, com repercussões positivas para a qualidade de vida, redução de acidentes de trabalho, aumento da produtividade, além da promoção de EAN (BRASIL, 2021; BRASIL, 2023).

Ele pode se materializar em três modalidades, tendo em vista que a empresa pode manter serviço próprio de refeições (autogestão); distribuir alimentos (empresa terceirizada: cestas básicas ou refeições); ou firmar contrato com entidades de alimentação coletiva (vale-refeição – VR ou vale-alimentação – VA, usados em restaurantes e supermercados), devidamente registradas no PAT (BRASIL, 2021; BRASIL, 2023). Com o Decreto de 2021, o foco principal do programa passa a ser os trabalhadores de baixa renda, que ganham até 5 salários-mínimos por mês (BRASIL, 2021).

O programa conta com a atuação obrigatória do nutricionista, atuando como RT, no sentido da garantia da saúde e alimentação adequada e saudável e para aprimorar a SAN de seus trabalhadores (BRASIL, 2021; BRASIL, 2021; BRASIL, 2023).

Até o decreto de 2021, para os estabelecimentos que optavam em fornecer as refeições, seja por autogestão ou empresas terceirizadas, devia-se respeitar as normas estabelecidas na composição dos cardápios (Portaria nº 193, de 05 de dezembro de 2006 – Revogada), sendo que o consumo diário de energia fornecida pelos alimentos (Valor Energético Total – VET) era de 2.000 calorias, sendo 600 a 800 calorias nas refeições principais – almoço, jantar e ceia e de 300 a 400 calorias nas refeições menores – desjejum e lanche, conforme mostrado no **Quadro 7** a seguir (BRASIL, 2006):

Quadro 7 – Parâmetros nutricionais para a alimentação do trabalhador.

Nutriente	Valores diários
Valor Energético Total	2.000 calorias
Carboidrato	55-75%
Proteína	10-15%
Gordura Total	15-30%
Gordura Saturada	<10%
Fibra	>25g
Sódio	≤ 2.400mg

Extraído de Portaria nº 193, de 05 de dezembro de 2006 – Revogada. BRASIL, 2006

O percentual proteico-calórico (NdPCal) das refeições também precisava ser calculado, considerando no mínimo 6% (seis por cento) e no máximo 10% (dez por cento), que é dado pela seguinte fórmula:

$$NDPCAL = Proteína\ ingerida \times NPU \times 4$$
$$NDPCAL(\%) = \frac{NDPCAL \times 100}{VET}$$
$$NPU = Nitrogênio\ aproveitado\ pelo\ organismo$$
$$VET = Valor\ Energético\ Total\ em\ kcal$$

O PAT é considerado uma das políticas sociais e de SAN de maior êxito no Brasil, pelo grande número de trabalhadores beneficiados e por sua aceitação junto aos atores envolvidos, com contribuições em diferentes esferas: alimentação e nutrição, saúde de trabalhadoras e trabalhadores, agregando valor produtivo, econômico e financeiro (BRASIL, 2023).

Para concluir e refletir...

Os programas governamentais devem ser focados em grupos mais vulneráveis, devendo superar o caráter assistencialista e buscar a garantia do DHAA. O contexto político, histórico, social, econômico, cultural em que ele se encontra é muito importante para rever diretrizes, muitas vezes, traçar novas rotas, como aconteceu com os programas que vimos neste **Capítulo 6**, visando minimizar os problemas nutricionais e atingir seus objetivos. Na região em que você vive, existe algum programa para melhorar as condições de saúde e nutrição da população. Se sim, como é estruturado? Se não, qual seria sua proposta?

REFERÊNCIAS BIBLIOGRÁFICAS

BRASIL. [Constituição (1988)]. **Artigos 205 e 208. Constituição da República Federativa do Brasil de 1988.** Brasília, DF: Presidente da República. Disponível em: http://www.planalto.gov.br/ccivil_03/constituicao/constituicao.htm. Acesso em 13 mar. 2023.

BRASIL. **Decreto nº 10.854, de 10 de novembro de 2021.** Regulamenta disposições relativas à legislação trabalhista e institui o Programa Permanente de Consolidação, Simplificação e Desburocratização de Normas Trabalhistas Infralegais e o Prêmio Nacional Trabalhista. DOU: Brasília, 10 de novembro de 2021.

BRASIL. **Equipamentos públicos de segurança alimentar e nutricional.** Disponível em: https://www.sds.sc.gov.br/index.php/combate-a-fome-menu/equipamentos-publicos-de-seguranca-alimentar-e-nutricional. Acesso em: 15 mar. 2023.

BRASIL. **Histórico PNAE.** Disponível em: https://www.gov.br/fnde/pt-br/acesso-a-informacao/acoes-e-programas/programas/pnae/historico. Acesso em: 18 fev. 2023.

BRASIL. **Lei nº 10.696, de 02 de julho de 2003.** Dispõe sobre a repactuação e o alongamento de dívidas oriundas de operações de crédito rural, e dá outras providências. DOU: Brasília, 02 de julho de 2003.

BRASIL. **Lei nº 12.512, de 14 de outubro de 2011.** Institui o Programa de Apoio à Conservação Ambiental e o Programa de Fomento às Atividades Produtivas Rurais; altera as Leis nºs 10.696, de 2 de julho de 2003, 10.836, de 9 de janeiro de 2004, e 11.326, de 24 de julho de 2006. DOU: Brasília, 14 de outubro de 2011.

BRASIL. **Lei nº 13.839, de 04 de junho de 2019.** Altera a Lei nº 11.346, de 15 de setembro de 2006, para prever, no conceito de segurança alimentar e nutricional, a ampliação das condições de acesso aos alimentos por meio das medidas que mitiguem o risco de escassez de água potável, bem como a formação de estoques reguladores e estratégicos de alimentos. DOU: Brasília, 04 de junho de 2019.

BRASIL. **Lei nº 14.284, de 29 de dezembro de 2021.** Institui o Programa Auxílio Brasil e o Programa Alimenta Brasil; define metas para taxas de pobreza; altera a Lei nº 8.742, de 7 de dezembro de 1993; revoga a Lei nº 10.836, de 9 de janeiro de 2004, e dispositivos das Leis nos 10.696, de 2 de julho de 2003, 12.512, de 14 de outubro de 2011, e 12.722, de 3 de outubro de 2012; e dá outras providências. DOU: Brasília, 29 de dezembro de 2021.

BRASIL. **Lei nº 6.321, de 14 de abril de 1976**. Dispõe sobre a dedução, do lucro tributável para fins de imposto sobre a renda das pessoas jurídicas, do dobro das despesas realizadas em programas de alimentação do trabalhador. DOU: Brasília, 14 de abril de 1976.

BRASIL. **Portaria MTP/GM nº 672, de 8 de novembro de 2021**. Disciplina os procedimentos, programas e condições de segurança e saúde no trabalho e dá outras providências. DOU: Brasília, 10 de novembro de 2021.

BRASIL. **Portaria nº 1.428 – SVC/MS, de 26 de novembro de 1993**. Aprovar, na forma dos textos anexos, o "Regulamento Técnico para Inspeção Sanitária de Alimentos" – COD-100 a 001.0001, as "Diretrizes para o Estabelecimento de Boas Práticas de Produção e de Prestação de Serviços na Área de Alimentos" – COD-100 a 002.0001, e o "Regulamento Técnico para o Estabelecimento de Padrão de Identidade e Qualidade (PIQ's) para Serviços e Produtos na Área de Alimentos"- COD-100 a 003.0001 e COD-100 a 004.0001. DOU: Brasília, 26 de novembro de 1993.

BRASIL. **Portaria nº 193, de 05 de dezembro de 2006**. Altera os parâmetros nutricionais do Programa de Alimentação do Trabalhador – PAT. DOU: Brasília, 05 de dezembro de 2006.

BRASIL. **Portaria nº 326 – SVS/MS, de 30 de julho de 1997**. Aprova o Regulamento Técnico; "Condições Higiênicos-Sanitárias e de Boas Práticas de Fabricação para Estabelecimentos Produtores/Industrializadores de Alimentos." DOU: Brasília, 30 de julho de 1997.

BRASIL. **Programa Bom Prato**. Disponível em: https://www.desenvolvimentosocial.sp.gov.br/acoes-de-protecao-social/programa-bom-prato/. Acesso em: 15 mar. 2023.

BRASIL. **Programa de Alimentação do Trabalhador (PAT)**. Disponível em: https://www.gov.br/trabalho-e-previdencia/pt-br/servicos/empregador/programa-de-alimentacao-do-trabalhador-pat. Acesso em 15 fev. 2023.

BRASIL. **RDC nº 275, de 21 de outubro de 2002**. Dispõe sobre o Regulamento Técnico de Procedimentos Operacionais Padronizados aplicados aos Estabelecimentos Produtores/Industrializadores de Alimentos e a Lista de Verificação das Boas Práticas de Fabricação em Estabelecimentos Produtores/Industrializadores de Alimentos. DOU: Brasília, 21 de outubro de 2002.

BRASIL. **Recomendação nº 040, de 13 de dezembro de 2021**.
Recomenda medidas para a operacionalização adequada do Programa de Alimentação do Trabalhador (PAT). Disponível em: http://conselho.saude.gov.br/recomendacoes-cns/

recomendacoes-2021/2258-recomendacao-n-040-de-13-de-dezembro-de-2021. Acesso em: 16 mar. 2023.

BRASIL. **Resolução CFN nº 600/2018, de 23 de maio de 2018.** Dispõe sobre a definição das áreas de atuação do nutricionista e suas atribuições, indica parâmetros numéricos mínimos de referência, por área de atuação, para a efetividade dos serviços prestados à sociedade e dá outras providências. DOU: Brasília, 23 de maio de 2018.

FNDE. **Notas técnicas, pareceres e relatórios.** Disponível em: https://www.gov.br/fnde/pt-br/acesso-a-informacao/acoes-e-programas/programas/pnae/pnaenotastecnicaspareceresrelatorios.. Acesso em: 18 fev. 2023.

FNDE. **Resolução CD/FNDE nº 6, de 12 de maio de 2020.** Dispõe sobre o atendimento da alimentação escolar aos alunos da educação básica no âmbito do Programa Nacional de Alimentação Escolar - PNAE. DOU: Brasília, 12 de maio de 2020.

GRISA, C. et al. Contribuições do Programa de Aquisição de Alimentos à segurança alimentar e nutricional e à criação de mercados para a agricultura familiar. **Revista Agriculturas**, v. 8, n. 3, p. 34-41, 2011.

MDS. Ministério do Desenvolvimento Social. **Guia de avaliação de alimentos doados aos Bancos de Alimentos.** Brasília, DF: Secretaria Nacional de Segurança Alimentar e Nutricional, 2018.

MDS. Ministério do Desenvolvimento Social. **Guia Operacional e de Gestão para Bancos de Alimentos.** Disponível em: http://www.mds.gov.br/webarquivos/publicacao/seguranca_alimentar/guia_banco_alimentos_16-10%20(1).pdf. Acesso em: 15 mar. 2023.

PAA. **Programa de Aquisição de Alimentos da Agricultura Familiar**. PAA. Disponível em: https://www.conab.gov.br/images/arquivos/agricultura_familiar/Cartilha_PAA.pdf. Acesso em: 15 mar. 2023.

PAA. **Programa de Aquisição de Alimentos da Agricultura Familiar.** Disponível em: https://www.gov.br/cidadania/pt-br/acesso-a-informacao/carta-de-servicos/desenvolvimento-social/inclusao-social-e-produtiva-rural/programa-de-aquisicao-de-alimentos-2013-paa. Acesso em: 15 mar. 2023.

PADRÃO, S. M.; AGUIAR, O. B. Restaurante popular: a política social em questão. Physis: **Revista de Saúde Coletiva**, v. 28, 2018.

PEIXINHO, A. M. L. A trajetória do Programa Nacional de Alimentação Escolar no período de 2003-2010: relato do gestor nacional. **Ciência & Saúde Coletiva**, v. 18, p. 909-916, 2013.

PERIN, G. et al. **A evolução do Programa de Aquisição de Alimentos (PAA):** Uma análise da sua trajetória de implementação, benefícios e desafios. Texto para Discussão, 2021. Disponível em: https://repositorio.ipea.gov.br/bitstream/11058/10824/1/td_2691.pdf. Acesso em 05 jan. 2023.

Programa de Aquisição de Alimentos da Agricultura Familiar. PAA. Disponível em: https://www.gov.br/cidadania/pt-br/acoes-e-programas/inclusao-produtiva-rural/paa. Acesso em: 15 mar. 2023.

REDESAN. **Equipamentos públicos de segurança alimentar e nutricional.** RedeSAN - FAURGS - UFRGS - MDS Porto Alegre: Evangraf, 2011 80 p.

SILVA, S. P. **Trajetória e padrões de mudança institucional no Programa Nacional de Alimentação Escolar.** Instituto de Pesquisa Econômica Aplicada. Brasília: Rio de Janeiro: Ipea, 1990- ISSN 1415-4765; 2019.

CAPÍTULO 7
PRINCIPAIS ESTRATÉGIAS EM ALIMENTAÇÃO E NUTRIÇÃO

> **Principais Tópicos do Capítulo**
>
> - Em âmbito mundial, a Estratégia Global em Alimentação Saudável, Atividade Física e Saúde foi fundamental para formalização e sistematização das evidências sobre os efeitos da alimentação e atividade física sobre o risco de DCNTs, além de estabelecer um comprometimento de diversos países, incluindo o Brasil;
>
> - Estratégia de Prevenção e Atenção à Obesidade Infantil (PROTEJA) é recente, mas reconhece a necessidade de esforços e ações articuladas em prol da luta contra a obesidade infantil;
>
> - Para promoção do aleitamento materno e da alimentação saudável para crianças menores de dois anos, temos a Estratégia Alimenta e Amamenta Brasil (EAAB).

A principal diferença entre um programa e uma estratégia governamental é que o programa possui tempo determinado e a estratégia é permanente e contínua!

7.1 ESTRATÉGIA GLOBAL EM ALIMENTAÇÃO SAUDÁVEL, ATIVIDADE FÍSICA E SAÚDE

Em âmbito mundial, como marco internacional, temos como grande destaque a "Estratégia Global em Alimentação Saudável, Atividade Física e Saúde", aprovada na 57ª Assembleia Mundial da Saúde e instituída pela OMS e Organização Pan-Americana da Saúde (OPAS) em 2004, para que fossem implementadas ações que promovessem uma alimentação saudável e equilibrada e a prática de atividade física para promoção da saúde, prevenção e redução da carga das DCNTs com vistas a perpetuar linhas de ação efetivas para reduzir substancialmente as mortes e doenças mundialmente (ORGANIZAÇÃO MUNDIAL DA SAÚDE, 2004; BARRETO et al., 2005).

O documento publicado foi inédito no quesito formalização e sistematização das evidências sobre os efeitos da alimentação e atividade física sobre o risco de DCNTs (ORGANIZAÇÃO MUNDIAL DA SAÚDE, 2004). O intuito era de que os governos formulassem e atualizassem periodicamente diretrizes nacionais sobre alimentação e nutrição, considerando mudanças nos hábitos alimentares (como já observado por meio da transição nutricional), perfil de saúde e doença (como já observado por meio da transição epidemiológica e demográfica) e ao avanço do conhecimento científico (BRASIL, 2004; BARRETO et al., 2005).

Este compromisso, dentre outros países, foi pactuado pelo Brasil, por meio do Ministério da Saúde, para atuar conforme suas diretrizes que têm como propósito apoiar a EAN e subsidiar políticas e programas nacionais de alimentação e nutrição (Portaria nº 596, de 8 de abril de 2004, que instituiu Grupo Técnico Assessor, com a finalidade de proceder análise da Estratégia Global sobre Alimentação, Atividade Física e Saúde) (BRASIL, 2004). Esta prioridade de ação para redução da carga das DCNTs também foi expressa na Política Nacional de

Promoção da Saúde (PNPS), lançada um ano depois, em 2005 (BRASIL, 2005).

Com relação ao âmbito da alimentação, o Brasil lançou uma publicação científica denominada "Análise da Estratégia Global sobre Alimentação, Atividade Física e Saúde da Organização Mundial da Saúde (EG/OMS)" que analisa as recomendações e as categoriza em: evidência convincente, provável, possível e insuficiente (BARRETO *et al.*, 2005).

Dada a relevância daquelas evidências convincentes, baseadas em estudos epidemiológicos que demonstram associações entre exposição e doença, com nenhuma ou pouca evidência contrária, tanto as populações quanto para indivíduos, temos (ORGANIZAÇÃO MUNDIAL DA SAÚDE, 2004; BARRETO *et al.*, 2005):

- Redução de alimentos de alta densidade calórica;
- Aumento da ingestão de fibras;
- Limitar a ingestão energética procedente das gorduras, substituindo as gorduras saturadas por gorduras insaturadas e tratar de eliminar o consumo de gorduras hidrogenadas (ácidos graxos *trans*);
- Aumentar o consumo de frutas e hortaliças, assim como de legumes, cereais integrais e frutas secas;
- Limitar a ingestão de açúcares livres;
- Limitar a ingestão de sal (sódio) de toda procedência e consumir sal iodado.

7.2 ESTRATÉGIA AMAMENTA E ALIMENTA BRASIL (EAAB)

A Estratégia Amamenta e Alimenta Brasil (EAAB) foi lançada pelo Ministério da Saúde em 2012, normatizada pela Portaria nº 1.920, de 5 de setembro de 2013, resultado da união da Rede Amamenta Brasil (RAB) e da Estratégia Nacional para Alimentação Complementar Saudável (ENPACS), instituída com o objetivo de qualificar o processo de trabalho dos profissionais da atenção básica, estimulando a promoção do aleitamento materno e da alimentação saudável para crianças menores de dois anos no âmbito do SUS (BRASIL, 2013; BRASIL, 2015).

A estratégia é regida por responsabilidade da Coordenação-Geral de Alimentação e Nutrição e a Coordenação de Saúde da Criança e Aleitamento Materno (COCAM/DAPES/SAPS) em parceria com as secretarias estaduais e municipais de Saúde e sua implementação envolve, portanto, as esferas federal, estadual e municipal (BRASIL, 2023; BRASIL, 2023). Tem como base legal as políticas e programas já existentes, como a Política Nacional de Atenção Básica (PNAB), a Política Nacional de Promoção da Saúde (PNPS), a PNAN e a Política Nacional de Aleitamento Materno (PNAM). Como documentos e regulamentação de apoio, a estratégia conta com os seguintes e fomenta o estímulo para sua divulgação (BRASIL, 2023; BRASIL, 2023):

- Manual de Implementação da EAAB (2015) (BRASIL, 2015);
- Caderno da Atenção Saúde da Criança e Aleitamento Materno e Alimentação Complementar (2015) (BRASIL, 2015);
- Guia Alimentar para crianças brasileiras menores de 2 anos (2019) (BRASIL, 2019);

- Portaria GM/MS nº 3.297, de 4 de dezembro de 2020 (BRASIL, 2020);
- Guia Alimentar para crianças brasileiras menores de 2 anos – versão resumida (2021) (BRASIL, 2021).

A estratégia é viabilizada por meio da formação de tutores e de oficinas, em diversas etapas até a certificação das UBS (BRASIL, 2013; BRASIL, 2015; BRASIL, 2020):

- **Etapa 1: Oficina de formação de tutores** – é o processo de qualificação de profissionais referência selecionados, que trabalham nas UBS, por meio do Guia Alimentar para crianças brasileiras menores de 2 anos, para que estes profissionais realizem e apoiem o planejamento, acompanhamento e/ou fortalecimento das ações de promoção, proteção e apoio ao aleitamento materno e à alimentação complementar saudável nas UBS. Existe um Curso de Educação à Distância (EAD) sobre Aleitamento Materno e Alimentação Complementar Saudável que os auxiliam nesta formação;
- **Etapa 2: Oficina de trabalho na UBS** – são incluídas temáticas para discussão com os profissionais da UBS sobre prática e manejo do aleitamento materno, prática da alimentação complementar, alimentação saudável na infância, desenvolvimento infantil, SISVAN, entre outros. A partir destas discussões que são criadas ações;
- **Etapa 3: Elaboração de plano de ação** – qualificação de ações de aleitamento materno e alimentação complementar na UBS;
- **Etapa 4:** Acompanhamento e monitoramento do processo de implementação da Estratégia nas UBS – sistema de gerenciamento da EAAB;

- **Etapa 5:** Certificação das UBS que cumprirem os critérios estabelecidos em portaria.

Dados do Estudo Nacional de Alimentação e Nutrição Infantil (ENANI-2019) mostraram que no Brasil quase todas as crianças foram amamentadas alguma vez (96,2%), sendo que dois em cada três bebês são amamentados ainda na primeira hora de vida (62,4%). Ainda, mostrou que 53% das crianças brasileiras continuam sendo amamentadas no primeiro ano de vida e, entre as crianças menores de seis meses, o índice de amamentação exclusiva é de 45,7% (UNIVERSIDADE FEDERAL DO RIO DE JANEIRO, 2020).

Contudo, em termos de benefícios, esta estratégia, promove as mudanças positivas quanto ao estímulo à prática de aleitamento materno e alimentação complementar das crianças menores de dois anos de idade (BRASIL, 2013; BRASIL, 2015; BRASIL, 2020). A janela de oportunidades é crucial nessa fase da vida e a alimentação e nutrição adequadas são fundamentais para prevenção da obesidade e outras doenças crônicas não transmissíveis na infância, adolescência e na fase adulta (BRASIL, 2013; BRASIL, 2015; BRASIL, 2020).

7.3 ESTRATÉGIA DE PREVENÇÃO E ATENÇÃO À OBESIDADE INFANTIL

A Estratégia de Prevenção e Atenção à Obesidade Infantil (PROTEJA), instituída no Brasil pela Portaria GM/MS nº 1.862, de 10 de agosto de 2021, reconhecida e premiada internacionalmente pela ONU em 2022, por meio do Prêmio da Força Tarefa das Nações Unidas (*"2022 UN Interagency Task Force and the WHO Special Programme on Primary Health Care Award"*) para a

Prevenção e Controle de DCNTs e foi selecionada pela OMS para o desenvolvimento de estudo de caso para intensificar as ações multissetoriais para prevenção e controle de DCNTs (BRASIL, 2021; BRASIL, 2022).

O PROTEJA é uma estratégia intersetorial que reconhece a obesidade infantil como um **problema prioritário de saúde pública** e tem como objetivo deter o seu avanço e contribuir para o cuidado e para a melhoria da saúde e da nutrição das crianças, articulando iniciativas nos estados, no Distrito Federal e nos municípios e os setores de educação, assistência social, agricultura, segurança alimentar e nutricional, desenvolvimento urbano, esportes, câmara de vereadores, entre outros. Como eixos a estratégia apresenta (BRASIL, 2021; BRASIL, 2023):

- Vigilância alimentar e nutricional (VAN), promoção da saúde e de prevenção do ganho excessivo de peso, diagnóstico precoce e cuidado adequado às crianças, adolescentes e gestantes, no âmbito da Atenção Primária da Saúde (APS);
- Promoção da saúde nas escolas para torná-las espaços que promovam o consumo de alimentos adequados e saudáveis e a prática regular de atividade física;
- Educação, comunicação e informação para promover a alimentação saudável e a prática de atividade física para toda a população brasileira;
- Formação e educação permanente dos profissionais envolvidos no cuidado às crianças;
- Articulação intersetorial e de caráter comunitário que promovam ambientes saudáveis e apoiem a alimentação saudável e a prática de atividade física no âmbito das cidades.

Como documentos, observam-se:

- Portaria GM/MS nº 1.862, de 10 de agosto de 2021: institui a Estratégia (BRASIL, 2021);
- Portaria GM/MS nº 1.863, de 10 de agosto de 2021: institui incentivo financeiro (BRASIL, 2021);
- Estratégia Nacional para Prevenção e Atenção à Obesidade Infantil: orientações técnicas (2022) (BRASIL, 2022).

Em termos de prevenção da obesidade infantil, a PROTEJA possui um documento de orientações técnicas (2022) voltada à APS quanto às ações direcionadas à alimentação: a educação permanente e a capacitação dos profissionais de saúde para o monitoramento do estado nutricional das crianças e famílias, e cuidado adequado a crianças, adolescentes e gestantes; a VAN para avaliação do estado nutricional e do consumo alimentar da população; promoção do aleitamento materno, da alimentação adequada e saudável e da atividade física e cuidado de crianças com sobrepeso ou obesidade por equipes multiprofissionais de acordo com as diretrizes do Ministério da Saúde (BRASIL, 2022).

Quanto aos ambientes alimentares, pretende-se promover o acesso regular, permanente e irrestrito a alimentos seguros, regionais, adequados e saudáveis e em quantidade suficiente; políticas de incentivo à produção de alimentos *in natura* e minimamente processados; valorizar as cadeias curtas de produção e possibilitar a aquisição e a distribuição dos alimentos de produtores locais; acesso físico e financeiro aos alimentos saudáveis e que garantam cantinas saudáveis no ambiente escolar e EAN no currículo escolar (BRASIL, 2021; BRASIL, 2022).

Para concluir e refletir...

As estratégias compreendem um conjunto de ações intersetoriais permanentes que visam propor práticas alimentares saudáveis no âmbito individual e coletivo, bem como para subsidiar políticas, programas e ações que visem à saúde e a SAN da população em diferentes âmbitos.

REFERÊNCIAS BIBLIOGRÁFICAS

BARRETO, S. M. et al. **Análise da estratégia global para alimentação, atividade física e saúde, da Organização Mundial da Saúde**. Epidemiologia e serviços de saúde, v. 14, n. 1, p. 41-68, 2005.

BRASIL. **Estratégia Amamenta e Alimenta Brasil**. Disponível em: https://aps.saude.gov.br/ape/promocaosaude/amamenta. Acesso em: 03 mar. 2023.

BRASIL. **Estratégia Amamenta e Alimenta Brasil**. Disponível em: https://www.gov.br/saude/pt-br/assuntos/saude-de-a-a-z/s/saude-da-crianca/mais-programas/estrategia-amamenta-e-alimenta-brasil. Acesso em: 03 mar. 2023.

BRASIL. **Estratégia nacional de prevenção e atenção à obesidade infantil é premiada internacionalmente**. Disponível em: https://www.gov.br/saude/pt-br/assuntos/noticias/2022/dezembro/estrategia-nacional-de-prevencao-e-atencao-a-obesidade-infantil-e-premiada-internacionalmente. Acesso em: 25 jan. 2023.

BRASIL. **Estratégia Nacional para a Prevenção e Atenção à Obesidade Infantil – Proteja**. Ministério da Saúde. Disponível em: https://aps.saude.gov.br/ape/promocaosaude/proteja. . Acesso em: 25 jan. 2023.

BRASIL. **Guia alimentar para crianças brasileiras menores de 2 anos**. Ministério da Saúde, Secretaria de Atenção Primária à Saúde, Departamento de Promoção da Saúde. Brasília: Ministério da Saúde, 2019. 265 p.: Il.

BRASIL. **Guia alimentar para crianças brasileiras menores de 2 anos – versão resumida**. Ministério da Saúde, Secretaria de Atenção Primaria à Saúde, Departamento de Promoção da Saúde. Brasília: Ministério da Saúde, 2021.

BRASIL. **Ministério da Saúde. A vigilância, o controle e a prevenção das doenças crônicas não-transmissíveis:** DCNT no contexto do Sistema Único de Saúde brasileiro. Ministério da Saúde. Brasília: Organização Pan-Americana da Saúde, 2005. 80.: il.

BRASIL. Ministério da Saúde. Secretaria de Atenção à Saúde. **Estratégia Nacional para Promoção do Aleitamento Materno e Alimentação Complementar Saudável no Sistema Único de Saúde: manual de implementação**. Ministério da Saúde, Secretaria de Atenção à Saúde. Brasília: Ministério da Saúde, 2015. 152 p.: il.

BRASIL. **Portaria GM/MS n° 1.862, de 10 de agosto de 2021**. Institui a Estratégia Nacional para Prevenção e Atenção à Obesidade Infantil - Proteja. DOU: Brasília, 10 de agosto de 2021.

BRASIL. **Portaria GM/MS n° 1.863, de 10 de agosto de 2021**. Institui incentivo financeiro federal de custeio destinado aos municípios para a implementação das ações de prevenção e atenção à obesidade infantil no âmbito da Estratégia Nacional para a Prevenção e Atenção à Obesidade Infantil - Proteja. DOU: Brasília, 10 de agosto de 2021.

BRASIL. **Portaria GM/MS n° 3.297, de 4 de dezembro de 2020**. Institui, em caráter excepcional e temporário, o incentivo financeiro de custeio para as ações de promoção, proteção e apoio ao aleitamento materno e da alimentação complementar adequada e saudável para crianças menores de 2 (dois) anos de idade no âmbito da Estratégia Amamenta e Alimenta Brasil (EAAB), na Atenção Primária à Saúde. DOU: Brasília, 4 de dezembro de 2020.

BRASIL. **Portaria n° 1.920, de 5 de setembro de 2013**. Institui a Estratégia Nacional para Promoção do Aleitamento Materno e Alimentação Complementar Saudável no Sistema Único de Saúde (SUS) - Estratégia Amamenta e Alimenta Brasil. DOU: Brasília, 5 de setembro de 2013.

BRASIL. **Portaria n° 596, de 8 de abril de 2004**. Instituir Grupo Técnico Assessor, com a finalidade de proceder análise da Estratégia Global sobre Alimentação, Atividade Física e Saúde, da Organização Mundial da Saúde e, em caráter consultivo, fornecer subsídios e recomendar, ao Ministério da Saúde, posição a ser adotada frente ao tema. DOU: Brasília, 8 de abril de 2004.

BRASIL. **PROTEJA:** Estratégia Nacional para Prevenção e Atenção à Obesidade Infantil: orientações técnicas [recurso eletrônico]. Ministério da Saúde,

Secretaria de Atenção Primária à Saúde, Departamento de Promoção da Saúde. Brasília: Ministério da Saúde, 2022. 39 p.: il.

BRASIL. **Saúde da criança:** aleitamento materno e alimentação complementar. Ministério da Saúde, Secretaria de Atenção à Saúde, Departamento de Atenção Básica. 2. ed. Brasília: Ministério da Saúde, 2015. 184 p.: il. – (Cadernos de Atenção Básica; n. 23).

FERREIRA, S. R. G. Alimentação, nutrição e saúde: avanços e conflitos da modernidade. **Ciência e Cultura**, v. 62, n. 4, p. 31-33, 2010.

ORGANIZAÇÃO MUNDIAL DA SAÚDE. **Estratégia global em alimentação saudável, atividade física e saúde. Genebra:** Organização Mundial da Saúde; 2004.

UNIVERSIDADE FEDERAL DO RIO DE JANEIRO. **Estudo Nacional de Alimentação e Nutrição Infantil – ENANI-2019:** Resultados preliminares – Indicadores de aleitamento materno no Brasil. UFRJ: Rio de Janeiro, 2020.

CAPÍTULO 8
PROMOÇÃO DA SAÚDE E DE SISTEMAS ALIMENTARES ADEQUADOS E SAUDÁVEIS

Principais Tópicos do Capítulo

- Um sistema alimentar saudável e sustentável é muito importante para garantia do DHAA e da SAN e precisa ser acompanhado por medidas que promovam um ambiente alimentar saudável, como a regulação da publicidade e de comercialização de alimentos, taxação e subsídios, rotulagem de alimentos, entre outros;

- A regulação da publicidade e *marketing* de alimentos, principalmente destinados a públicos de maior vulnerabilidade, como as crianças, garante a sua proteção contra práticas abusivas;

- Medidas para a regulação da venda de alimentos ultraprocessados nas cantinas escolares pode auxiliar na proteção infantil contra a exposição a ambientes obesogênicos;

- A rotulagem nutricional, por sua vez, é mais uma medida de proteção à população e de promoção de práticas alimentares conscientes e autonomia nas escolhas alimentares;

- A taxação de bebidas açucaradas é uma medida recomendada para redução do seu consumo e prevenção de DCNTs.

Um sistema alimentar é aquele que perpassa por todas as etapas de produção até o alimento final na mesa do consumidor (produção, processamento, distribuição, comercialização, preparação, consumo dos alimentos e até mesmo seu descarte), com influências culturais, políticas, econômicas, ambientais, de infraestrutura e tecnologia, envolvendo ambientes, pessoas, terras, empresas, comunidades, intervenções e políticas públicas (ORGANIZAÇÃO PAN-AMERICANA DA SAÚDE, 2017; SUSTENTAREA, 2020, GLOBAL ALLIANCE FOR IMPROVED NUTRITION, 2021; AZEVEDO *et al.*, 2022).

Os sistemas alimentares podem ser subdivididos em três: cadeia de produção e distribuição de alimentos (plantação, colheita, organização e transporte), ambientes alimentares (locais de venda e consumo dos alimentos) e comportamento alimentar (compra, armazenamento, pré-preparo e preparo) (SUSTENTAREA, 2020). Aquele sistema alimentar considerado saudável cumpre uma função social e garante o DHAA e a SAN (ORGANIZAÇÃO PAN-AMERICANA DA SAÚDE, 2017; SUSTENTAREA, 2020, GLOBAL ALLIANCE FOR IMPROVED NUTRITION, 2021; AZEVEDO *et al.*, 2022).

Conceitos e Definições

Ambiente alimentar: microambiente que engloba o contexto físico, econômico, político e sociocultural em que os consumidores interagem com o sistema alimentar para adquirir, preparar e consumir alimentos (HIGH LEVEL PANEL OF EXPERTS ON FOOD SECURITY AND NUTRITION, 2020; HENRIQUES *et al.*, 2021).

Em primeiro lugar, na produção de alimentos, temos o desafio de promover ainda mais os sistemas de produção de alimentos agroecológicos que valorizem a agricultura familiar, com o conhecimento passado por gerações, estimulando a economia e cultura locais, além do desestímulo ao uso de agrotóxicos, usando recursos naturais e estimulando o consumo dos alimentos que devem ser a base da nossa alimentação, os *in natura* e minimamente processados (JACOB; ARAÚJO, 2020). Por outro lado, ultraprocessados, reduzem a biodiversidade e podem ter grandes impactos quanto ao meio ambiente, devido a muitas embalagens, muitas etapas de produção, transportes de longas distâncias, por exemplo (PREISS; SCHNEIDER, 2020).

Como iniciativa neste aspecto, temos a Política Nacional de Agroecologia e Produção Orgânica (Pnapo), instituída por meio do Decreto nº 7.794/2012, justamente com o intuito de contribuir para o desenvolvimento sustentável e melhorar a oferta e o consumo de alimentos saudáveis (JACOB; ARAÚJO, 2020).

Em termos de ambiente alimentar, temos um desafio com regiões denominadas desertos e pântanos alimentares (GRILO; MENEZES; DURAN, 2022). Os desertos são locais onde o acesso a alimentos *in natura* ou minimamente processados é insuficiente ou inexistente, por exemplo, locais sem supermercados, mercearias, feiras livres ou sacolões públicos. Já os pântanos alimentares, são regiões em que se predomina a venda de alimentos ultraprocessados, por exemplo, em grandes centros urbanos, próximos aos metrôs, em que podemos encontrar redes de *fast food* e lojas de conveniência (GRILO; MENEZES; DURAN, 2022). Em ambos, observa-se um obstáculo físico e até mesmo financeiro, devido a necessidade de locomoção, muitas vezes de grandes distâncias, para lograr uma alimentação adequada e saudável (GRILO; MENEZES; DURAN, 2022).

Ainda, em terceiro lugar, o comportamento alimentar, como parte do sistema alimentar. Aqui, podemos pensar em ações voltadas a EAN, no sentido de promover maior consciência sobre desperdício de alimentos, orientações nutricionais sobre adquirir produtos sustentáveis que farão parte de uma dieta saudável, políticas que facilitem o acesso aos alimentos saudáveis, como, por exemplo, subsídios aos alimentos *in natura* combinados com impostos sobre os ultraprocessados; regulamentação da publicidade; rotulagem e programas de alimentação escolar (PREISS; SCHNEIDER, 2020).

Contudo, a transição dos sistemas alimentares atuais parece ser a chave para problemas, que muitas vezes discutimos aqui e, que são extremamente preocupantes no cenário mundial, como as altas taxas de obesidade, desnutrição e com acréscimo às mudanças climáticas, chamadas pela comunidade cientifica de Sindemia Global (IDEC, 2019).

A falta de acesso aos alimentos saudáveis, violando o DHAA e a SAN, além da grande oferta alimentos ultraprocessados que não promovem um sustentável e saudável sistema alimentar, são alguns dos fatores que tem caracterizado os sistemas atuais, que sem sombra de dúvida, estão em desequilíbrio, impactando negativamente na capacidade de atingir as metas universais, a exemplo dos Objetivos de Desenvolvimento Sustentável (ODS) (ORGANIZAÇÃO PAN-AMERICANA DA SAÚDE, 2017; IDEC, 2019; SUSTENTAREA, 2020, GLOBAL ALLIANCE FOR IMPROVED NUTRITION, 2021; AZEVEDO *et al.*, 2022).

Foi neste aspecto que o Instituto Brasileiro de Defesa do Consumidor (Idec) fez uma proposição de cinco dimensões dos sistemas alimentares (**Figura 16**), que abrangem os negócios, abastecimento e demanda, ecológica, saúde e governança, tendo uma vista de proposta para transição aos sistemas alimentares sustentáveis, propondo em cada uma delas o seguinte (AZEVEDO *et al.*, 2022):

- **Negócios:** medidas legislativas que façam frente ao monopólio e promovam maior valorização e incentivo da agricultura familiar, diversificação produtiva e o

fortalecimento do papel do Estado como regulador dos mercados alimentares, bem como a promoção das cadeias curtas de abastecimento e agroecologia;
- **Abastecimento e demanda:** política nacional de abastecimento alimentar; responsabilização do Estado pelo direito à alimentação e determinação da formação dos preços, a inclusão de critérios de saúde pública na definição da política tributária e a inflação dos alimentos;
- **Ecológica:** Valorização das espécies da sociobiodiversidade brasileira; políticas públicas de mitigação das mudanças climáticas e práticas agropecuárias de baixo impacto ambiental;
- **Saúde:** Promoção e proteção do aleitamento materno e alimentação complementar; desincentivo ao consumo de produtos ultraprocessados; e Educação Alimentar e Nutricional e Políticas e ações para a promoção e proteção de ambientes alimentares saudáveis;
- **Governança:** descentralização de Segurança Alimentar e Nutricional; código de conduta e processos que previnam conflitos de interesses e a interferência privada nas decisões de interesse público e marco legal brasileiro alinhado ao atendimento multiescalar e multissetorial de SAN e DHAA.

Na dimensão da saúde, há um reforço a necessidade de medidas regulatórias quanto à restrição da publicidade abusiva e enganosa, especialmente para o público infantil, aprimoramento das normas de rotulagem de alimentos; além da taxação de bebidas açucaradas e a regulação de venda e publicidade de ultraprocessados nas escolas, além da ampliação da rede de abastecimento de alimentos saudáveis, *in natura* e minimamente processados, como principais medidas na obtenção de um sistema alimentar sustentável e saudável.

Figura 22 – Dimensões dos Sistemas Alimentares.

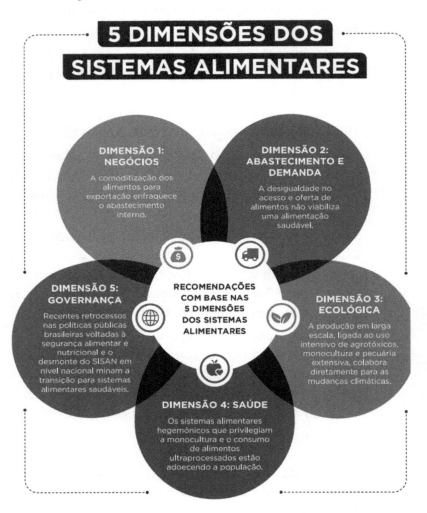

Extraído de: Uma Agenda para Ação: Transição para Sistemas Alimentares Saudáveis e Sustentáveis na América Latina. Instituto Brasileiro de Defesa do Consumidor (Idec). AZEVEDO et al., 2022

8.1 PUBLICIDADE E PROPAGANDA DE ALIMENTOS

A publicidade e propaganda são importantes ferramentas, originalmente do *marketing*, com um conjunto de técnicas objetivando motivar a experimentar e/ou aceitar uma determinada ideia, produto, atitudes e/ou comportamentos, muitas vezes com influência negativa na tomada de decisão, sobretudo entre os mais vulneráveis, como o público infantil e as famílias de menor escolaridade (HARTUNG; KARAGEORGIADIS, 2017).

Elementos para a regulação da publicidade e propaganda de alimentos já foram observados, ainda em 2004, com a Estratégia Global da Organização Mundial da Saúde (OMS) sobre Alimentação, Atividade Física e Saúde, em que os governos e setores alimentícios e de publicidade de vários países vêm desenvolvendo políticas para regulação do *marketing* de alimentos destinado às crianças (ORGANIZAÇÃO MUNDIAL DA SAÚDE, 2004; BRASIL, 2023).

Nacionalmente, a regulação faz parte do Plano de Ações Estratégicas para o Enfrentamento das Doenças Crônicas Não Transmissíveis no Brasil 2011-2022, assim como da PNAN e do Guia Alimentar da População Brasileira (2014), que considera o preocupante cenário atual de crescentes taxas de sobrepeso e obesidade, incluindo entre crianças, para promoção da saúde e a prevenção de doenças, além da garantia da SAN e do DHAA (BRASIL, 2014; HENRIQUES; DIAS; BURLANDY, 2014; SAWAYA *et al.*, 2019; BRASIL, 2021). Esta medida busca aliar o direito à informação com a proteção do consumidor de práticas abusivas, pois ainda se considera que a publicidade e propaganda de alimentos "não saudáveis" seja um provável fator condicionante da obesidade (BRASIL, 2014; HENRIQUES; DIAS; BURLANDY, 2014; SAWAYA *et al.*, 2019; BRASIL, 2021).

Considerando os meios de comunicação, a publicidade e propaganda estão em todos eles, mas o Brasil merece destaque no quesito televisão, que chegou por aqui em 1950, sendo o primeiro país da América do Sul a implementá-la e ainda, pode ser considerada uma das principais fontes de informação e entretenimento dos brasileiros, alcançando 93% da população nacional (GUIMARÃES *et al.*, 2020).

Na década de 1960, quando o Ministério da Saúde assume a responsabilidade de regular os textos e matérias voltadas aos alimentos, temos um marco legal de normatização de publicidade e propaganda, com agenda regulatória passada para ANVISA (SANTANA; FERREIRA, 2021; PEREIRA *et al.*, 2022). Outro marco, foi em 1980, em que a responsabilidade passou a ser majoritariamente do Conselho Nacional de Autorregulamentação Publicitária (CONAR), organização não governamental que fiscaliza a propaganda comercial de acordo com as normas dispostas no Código Brasileiro de Autorregulamentação Publicitária (FERREIRA, 2021; SANTANA; FERREIRA, 2021; PEREIRA *et al.*, 2022). Em 1990, temos a publicação do Código de Defesa do Consumidor (CDC) (FERREIRA, 2021; SANTANA; FERREIRA, 2021; PEREIRA *et al.*, 2022).

A Norma Brasileira de Comercialização de Alimentos para Lactentes e Crianças de Primeira Infância (NBCAL – Lei n° 11.265, de 03 de janeiro de 2006), que traz em seu texto elementos da regulação de alimentos para esta faixa etária e a RDC n° 24, de 15 de junho de 2010 foram mais avanços, ainda que esta última, tenha sido publicada com muitos grupos contrários, oposições judiciais e mudanças consideráveis, como a exclusão do texto sobre a publicidade infantil (BRASIL, 2006; BRASIL, 2010). Esta RDC trata da "*oferta, propaganda, publicidade, informação e outras práticas correlatas cujo objetivo seja a divulgação e a promoção comercial de alimentos considerados com quantidades elevadas de açúcar, de gordura saturada, de gordura trans, de sódio, e de bebidas com baixo teor nutricional"* (BRASIL, 2006; BRASIL, 2010).

Em 2014, tivemos a Resolução nº 163, de 2014 do Conselho Nacional dos Direitos da Criança e do Adolescente (CONANDA), que estipula diretrizes sobre abusividade do direcionamento de publicidade e *marketing* voltado para o público infantil e jovem, ou seja, às crianças e adolescentes, considerando os seguintes aspectos como abusivos veiculados nos diferentes meios de comunicação:

I. Linguagem infantil, efeitos especiais e excesso de cores;

II. Trilhas sonoras de músicas infantis ou cantadas por vozes de criança;

III. Representação de criança;

IV. Pessoas ou celebridades com apelo ao público infantil;

V. Personagens ou apresentadores infantis;

VI. Desenho animado ou de animação;

VII. Bonecos ou similares;

VIII. Promoção com distribuição de prêmios ou de brindes colecionáveis ou com apelos ao público infantil;

IX. Promoção com competições ou jogos com apelo ao público infantil.

No contexto televisivo, podemos dizer que, na atualidade, a grande maioria dos comerciais são de alimentos de baixo ou nenhum valor nutricional, promovendo aqueles ultraprocessados. Fato este reforçado por estudo realizado em 2018, que analisou todas os comerciais dos três canais de televisão mais populares do Brasil (Globo, Record e SBT), totalizando 7.991 comerciais ao longo de 432 horas de programação, dos quais 1.156 (14,2%) foram relacionados à alimentação, sendo que 922 (11%) desses tratavam especificamente de alimentos ou bebidas (GUIMARÃES *et al.*, 2020).

Este estudo verificou que 9 em cada 10 comerciais de alimentos ou bebidas incluíam pelo menos um produto ultraprocessado, com enfoque aos refrigerantes (28,9%), bebidas alcoólicas (14,3%) e lanches de redes de *fast food* (13,8%), correspondendo a 57% da publicidade destinada aos alimentos (GUIMARÃES *et al.*, 2020). Podemos reforçar que isso favorece a criação de um ambiente alimentar obesogênico, atuando contra o direito a uma alimentação adequada e ao bem-estar infantil, público em maior vulnerabilidade aos apelos midiáticos (GUIMARÃES *et al.*, 2020; FERREIRA, 2021; SANTANA; FERREIRA, 2021; PEREIRA *et al.*, 2022).

Em 2017, o tribunal brasileiro condena, pela primeira vez, uma empresa por publicidade abusiva de produtos ultraprocessados dirigida à criança. Ainda assim, tem-se o grande desafio da falta de avanços na regulação, principalmente, por conta da ausência de uma lei específica regulamentadora da publicidade e propaganda voltada aos alimentos, devido à pressão contrária à regulação por influência de interesses comerciais e econômicos (FERREIRA, 2021; PEREIRA *et al.*, 2022).

8.2 REGULAÇÃO DA COMERCIALIZAÇÃO DE ALIMENTOS EM ESCOLAS

A PNAN aponta a importância do incentivo à criação de ambientes institucionais promotores de alimentação saudável. Neste aspecto, um ambiente alimentar, como já vimos, tem a capacidade de influenciar escolhas e hábitos de vida dos indivíduos, que quando estes, são propensos a exposição de alimentos ultraprocessados, por exemplo, cria-se um ambiente obesogênico, favorecendo o desenvolvimento da obesidade (BORGES *et al.*, 2022). Isso, principalmente, se pensarmos na infância e adolescência, na qual temos a formação e consolidação dos hábitos alimentares, respectivamente.

Neste âmbito da alimentação infantil, também já vimos o PNAE, que possui iniciativas próprias no estabelecimento de uma alimentação adequada e saudável, por exemplo, na proposição da composição de cardápios baseados no Guia Alimentar para População Brasileira (2014), ações de EAN e na aquisição dos alimentos proveniente da agricultura familiar (BRASIL, 2014; BRASIL, 2020; PEREIRA *et al.*, 2022).

No entanto, estas normativas não estão relacionadas com a comercialização de alimentos dentro do ambiente escolar (BRASIL, 2020; PEREIRA *et al.*, 2022). A primeira iniciativa sobre a pauta de comercialização de alimentos nas escolas, foi por meio da Portaria MEC/MS nº 1.010, de 08 de maio de 2006, que instituiu as diretrizes para a Promoção da Alimentação Saudável nas Escolas de educação infantil, fundamental e nível médio das redes públicas e privadas em todo o Brasil, mas sem a obrigatoriedade de sua aplicação (BRASIL, 2006; PEREIRA *et al.*, 2022).

A partir de então, diversas propostas e projetos de lei foram discutidos, especialmente na temática da venda de bebidas açucaradas (principalmente, os refrigerantes) nas cantinas escolares, além de recomendações acerca do desestímulo ou proibição de vendas ou ofertas de produtos industrializados ou ultraprocessados nos refeitórios e cantinas escolares, mas ainda sem uma definição ou regulamentação decisiva em nível federal (PEREIRA *et al.*, 2022).

8.3 ROTULAGEM NUTRICIONAL OBRIGATÓRIA

Dentre as políticas públicas, a PNAN, reconhece a necessidade da rotulagem de alimentos como uma medida eficaz para promoção da alimentação adequada e saudável (BRASIL, 2013; PEREIRA *et al.*, 2022). O Brasil, foi um dos primeiros países a adotar a rotulagem nutricional obrigatória, mas não a rotulagem frontal, que ainda é algo muito recente por aqui (BRASIL, 2013; PEREIRA *et al.*, 2022).

Sobre a Rotulagem Nutricional Obrigatória, a regulamentação também parte da ANVISA, assim como vimos sobre a regulamentação de publicidade e propaganda de alimentos, tendo em vista que somente com a sua criação em 1999 que ela passou a ser de caráter obrigatório (CÂMARA *et al.*, 2008; PEREIRA *et al.*, 2022). Na rotulagem, a ANVISA é o órgão que delimita as informações constantes nos alimentos para garantir qualidade do produto e saúde. Cabe destacar que antes desse período, tivemos a primeira normativa realizada ainda no âmbito do Ministério da Saúde, com o Decreto-Lei nº 986 de 21 de outubro de 1969, que determinava que *"todo o alimento será exposto ao consumo ou entregue à venda depois de registrado no Ministério da Saúde"*, entretanto, não garantia uma obrigatoriedade (BRASIL, 1969; CÂMARA *et al.*, 2008).

Em termos de avanços na temática, somente em 2013, o CONSEA recomenda à ANVISA a melhoria da rotulagem nutricional e, em 2017, sugere um modelo de advertência, período este concomitante ao lançamento da campanha "Rotulagem Adequada Já!" por parte do IDEC (CÂMARA *et al.*, 2008; IDEC, 2017; PEREIRA *et al.*, 2022). Em 2019, a ANVISA publicou o Relatório Final de Análise de Impacto Regulatório sobre Rotulagem Nutricional e realizou consultas públicas para o aprimoramento da rotulagem nutricional, com a adoção do modelo retangular preto com a lupa indicando "alto em" (CÂMARA *et al.*, 2008; IDEC, 2017).

Em outubro de 2020, temos um marco de mudança em que a ANVISA implementa novas regulamentações sobre rotulagem nutricional, representadas pelas resoluções RDC nº 429 de 08 de setembro de 2020 e a Instrução Normativa nº 75 de 08 de setembro de 2020, contando com medidas que entraram em vigor em 9 outubro de 2022, com um cronograma complementar de implementação definitiva de todas as medidas até outubro de 2025, com vistas a adequação das empresas (BRASIL, 2020; BRASIL; 2020). Sendo assim, as resoluções RDC nº 359/2003, a RDC nº 360/2003 e a RDC nº 54/2012 foram revogadas (BRASIL, 2020; BRASIL; 2020).

Para estas medidas são incluídos os seguintes alimentos: bebidas, ingredientes, aditivos alimentares e coadjuvantes de tecnologia, inclusive os destinados exclusivamente ao processamento industrial ou aos serviços de alimentação, excluindo águas envasadas que tem uma legislação específica (RDC nº 717, de 1º de junho de 2022) (BRASIL, 2020; BRASIL; 2020; BRASIL, 2022; BRASIL, 2023).

Conceitos e Definições

Serviços de Alimentação: incluem todos os estabelecimentos institucionais ou comerciais onde o alimento é manipulado, preparado, armazenado, distribuído ou exposto à venda, podendo ou não ser consumido no local, como restaurantes, lanchonetes, bares, padarias, Unidades de Alimentação e Nutrição (UAN) de serviços de saúde, de escolas, de creches, entre outros.

Mas o que é de fato a rotulagem nutricional? Ela compreende a tabela de informação nutricional (padronização do conteúdo de energia e nutrientes do alimento), a rotulagem nutricional frontal (padronização de declaração do conteúdo de nutrientes específicos e de preocupação em saúde pública – alto conteúdo) e as alegações nutricionais (alegações de propriedades nutricionais positivas em relação à energia e nutrientes presentes naquele alimento. Para a elaboração dos modelos de tabela nutricional e rotulagem frontal, os Anexos da Instrução Normativa (IN) nº 75/2020, indicam cada item necessário (BRASIL, 2020; BRASIL, 2022).

Todas as mudanças propostas pela ANVISA foram concebidas para facilitar o entendimento da população em sua leitura e interpretação, trazendo autonomia e possibilitando a conscientização para melhores escolhas alimentares adequadas às necessidades nutricionais individuais, além de garantir o direito básico à informação, com destaque as principais dispostas a seguir no **Quadro 8** (BRASIL, 2020; BRASIL, 2022):

Quadro 8 – Principais mudanças na rotulagem brasileira.

Item	O que mudou?	Por quê?
Tabela de Informação Nutricional	Passa a ter apenas letras pretas e fundo branco	Afasta a possibilidade de uso de contrastes que atrapalhem na legibilidade das informações
	Declaração de açúcares totais e adicionados, do valor energético e de nutrientes por 100 g ou 100 ml	Comparação de produtos, bem como o número de porções por embalagem
	Localizada, em geral, próxima à lista de ingredientes e em superfície contínua, não sendo aceita divisão	
	Não poderá ser apresentada em áreas encobertas, locais deformados ou regiões de difícil visualização	
	Embalagens pequenas (inferior a 100 cm²), em que a tabela poderá ser apresentada em áreas encobertas, desde que acessíveis	
Rotulagem nutricional frontal	Símbolo informativo que deve constar no painel da frente da embalagem	Novo item: identifica alto teor de três nutrientes: açúcares adicionados, gorduras saturadas e sódio, de maior preocupação em saúde pública
Alegações nutricionais	Permanecem como informações voluntárias	
	Alimentos com rotulagem nutricional frontal para açúcar de adição não podem ter alegações para açúcares e açúcares adicionados	Evita confusão e contradições com a Rotulagem nutricional frontal
	Alimentos com rotulagem nutricional frontal para gordura saturada não podem ter alegações para gorduras totais, saturadas, trans e colesterol	
	Alimentos com rotulagem nutricional frontal para sódio não podem ter alegações para sódio ou sal	
	Alegações não podem estar na parte superior do painel, nos casos em que exista a rotulagem nutricional frontal no alimento	

Extraído e Adaptado de BRASIL, 2020

Também é importante destacar que a tabela de informação nutricional (**Figura 23**), deve declarar as quantidades de valor energético, carboidratos, açúcares totais, açúcares adicionados, proteínas, gorduras totais, gorduras saturadas, gorduras *trans*, fibras alimentares, sódio, qualquer outro nutriente ou substância bioativa objeto de alegações nutricionais, de alegações de propriedades funcionais ou de alegações de propriedades de saúde, qualquer outro nutriente que tenha sido objeto de enriquecimento ou restauração, conforme RDC nº 714/2022, cuja quantidade, por porção, seja igual ou maior do que 5% do seu VDR definido no Anexo II da IN nº 75/2020; e qualquer substância bioativa adicionada ao alimento, declarados por 100 gramas, para produtos sólidos ou semissólidos, ou por 100 mililitros para produtos líquidos; e por porção do alimento definida no Anexo V da IN nº 75/2020, e medida caseira correspondente (BRASIL, 2020; BRASIL, 2022; BRASIL, 2023).

Conceitos e Definições

Porção: quantidade de determinado alimento utilizada como referência para declaração da rotulagem nutricional (BRASIL, 2023).

Medida caseira: forma de quantificação da porção do alimento, por meio de utensílios, unidades ou outras formas comumente usadas pelo consumidor para mensurar os alimentos (BRASIL, 2023).

Figura 23 – Modelo de tabela de informação nutricional.

INFORMAÇÃO NUTRICIONAL			
Porções por embalagem: 000 porções			
Porção: 000 g (medida caseira)			
	100 g	000 g	%VD*
Valor energético (kcal)			
Carboidratos totais (g)			
Açúcares totais (g)			
Açúcares adicionados (g)			
Proteínas (g)			
Gorduras totais (g)			
Gorduras saturadas (g)			
Gorduras trans (g)			
Fibra alimentar (g)			
Sódio (mg)			
*Percentual de valores diários fornecidos pela porção.			

Extraído de BRASIL, 2020

Já para a declaração da rotulagem nutricional frontal, são destinadas aos alimentos embalados na ausência do consumidor em que as quantidades de açúcares adicionados, gorduras saturadas ou sódio sejam iguais ou superiores aos limites definidos na IN nº 75, de 8 de outubro de 2020 (**Quadro 9**) (BRASIL, 2020).

Quadro 9 – Quantidades de açúcares adicionados, gordura saturada e sódio preconizadas pela nova legislação.

Nutrientes	Alimentos sólidos ou semissólidos	Alimentos líquidos
Açúcares adicionados	Maior ou igual a 15 g de açúcares adicionados por 100 g do alimento	Maior ou igual a 7,5 g de açúcares adicionados por 100 ml do alimento
Gorduras saturadas	Maior ou igual a 6 g de gorduras saturadas por 100 g do alimento	Maior ou igual a 3 g de gorduras saturadas por 100 ml do alimento
Sódio	Maior ou igual a 600 mg de sódio por 100 g do alimento	Maior ou igual a 300 mg de sódio por 100 ml do alimento

Extraído de BRASIL, 2020

Por exemplo, quando o alimento tem a necessidade de declaração na rotulagem nutricional frontal de todos os nutrientes, têm-se as seguintes opções de configuração:

Figura 24 – Modelo de declaração na rotulagem nutricional frontal.

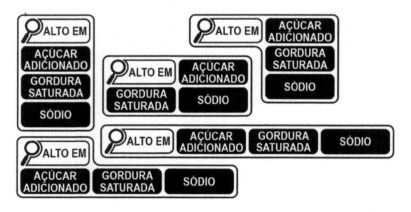

Extraído de BRASIL, 2020

E, na prática, você já se perguntou a diferença entre um açúcar total e um adicionado? Conforme a definição da ANVISA, disposta na RDC nº 429 de 08 de setembro de 2020:

> "**Açúcares adicionados:** *todos os monossacarídeos e dissacarídeos adicionados durante o processamento do alimento, incluindo as frações de monossacarídeos e dissacarídeos oriundos da adição dos ingredientes açúcar de cana, açúcar de beterraba, açúcares de outras fontes, mel, melaço, melado, rapadura, caldo de cana, extrato de malte, sacarose, glicose, frutose, lactose, dextrose, açúcar invertido, xaropes, maltodextrinas, outros carboidratos hidrolisados e ingredientes com adição de qualquer um dos ingredientes anteriores, com exceção dos polióis, dos açúcares adicionados consumidos pela fermentação ou pelo escurecimento não enzimático e dos açúcares naturalmente presentes nos leites e derivados e dos açúcares naturalmente presentes nos vegetais, incluindo as frutas, inteiros, em pedaços, em pó, desidratados, em polpas, em purês, em sucos integrais, em sucos reconstituídos e em sucos concentrados;* **Açúcares totais:** *todos os monossacarídeos e dissacarídeos presentes no alimento que são digeridos, absorvidos e metabolizados pelo ser humano, excluindo os polióis".*

8.4 TRIBUTAÇÃO DE ALIMENTOS ULTRAPROCESSADOS: AS BEBIDAS AÇUCARADAS

Já sabemos que a obesidade vem avançando e se trata de um problema de saúde pública, não apenas no Brasil, mas mundialmente, como uma pandemia global (WORLD HEALTH ORGANIZATION, 2018; IDEC, 2019; VIGITEL, 2021). Uma medida que parece ser efetiva para redução e desestímulo do consumo de alimentos ultraprocessados seria a combinação de taxação, principalmente, como já observado em outros países (Chile, México, Hungria, França, Bélgica, Noruega, África do Sul, entre outros) para as bebidas açucaradas, juntamente com a estratégia de subsídios para alimentos *in natura*, como as frutas, verduras e legumes (ESCOBAR *et al.*, 2013; POWELL *et al.*, 2013; POPKIN; HAWKES; 2016). Estas estratégias são ainda mais efetivas quando analisadas nas populações em vulnerabilidade, com menor renda familiar (BACKHOLER *et al.*, 2016).

Observa-se um enfoque específico para as bebidas açucaradas nesta política, tendo em vista seu elevado consumo já entre populações mais jovens, que representam as "calorias vazias", ou seja, não fornecem nenhum nutriente, somente energia e nem favorecem a sensação de saciedade além de, geralmente, serem combinados com demais alimentos de elevada densidade energética (REDONDO; HERNÁNDEZ-AGUADO; LUMBRERAS, 2018). A taxação, por sua vez, seria um dos caminhos mais eficazes para auxiliar a reduzir o consumo destas bebidas, tendo em vista que a OMS declarou que o consumo de bebidas açucaradas é uma das principais causas de obesidade e demais DCNTs (ESCOBAR *et al.*, 2013; POWELL *et al.*, 2013; POPKIN; HAWKES; 2016).

Conceitos e Definições

Bebidas açucaradas: definidas como líquidos contendo adoçantes calóricos, englobando refrigerantes, bebidas de frutas (líquidas e em pó), águas saborizadas, bebidas energéticas, bebidas esportivas e cafés e chás adoçados, assim como qualquer outra bebida com adição de açúcar, sacarose ou xarope de milho rico em frutose (MOUBARAC *et al.*, 2012).

No Brasil, há um imposto sobre produtos manufaturados, incluindo as bebidas açucaradas, no entanto, em 2016 e 2018, o governo federal brasileiro diminuiu a taxa de impostos, ainda que tendências globais, recomendações de organizações como a OMS e OPAS e estudos internacionais e nacionais apontem evidências para sua efetivação, somadas efeitos positivos da redução de gastos com saúde e da sobrecarga em tratamentos de DCNTs no SUS (BRIDGE; GROISMAN; BEDI, 2022).

> **Para concluir e refletir...**
>
> Cada uma destas medidas, de forma isolada, muito provavelmente não deve garantir a resolução da pandemia de obesidade e demais DCNTs, dada sua complexidade. Portanto, os esforços para a combinação articulada e organizada de todas estas medidas, quando suportadas por políticas públicas, como vimos – sistemas alimentares sustentáveis e saudáveis, taxação de alimentos ultraprocessados, subsídios para alimentos in natura, alteração na rotulagem e estabelecimento de rotulagem frontal, regulação de publicidade de alimentos, principalmente destinada às crianças, regulamentação da comercialização dos alimentos ultraprocessados em escolas, além de outros esforços como a EAN e ações do nutricionista como educador promovendo autonomia alimentar –, não seriam medidas ainda mais efetivas?

REFERÊNCIAS BIBLIOGRÁFICAS

AZEVEDO et al. Uma **Agenda para Ação:** Transição para Sistemas Alimentares Saudáveis e Sustentáveis na América Latina. Instituto Brasileiro de Defesa do Consumidor (Idec); 2022. Disponível em: https://alimentandopoliticas.org.br/wp-content/uploads/2022/03/Agenda-para-Acao-FINAL-PORT.pdf. Acesso em: 17 mar. 2023.

BACKHOLER, K. et al. **The impact of a tax on sugar-sweetened beverages according to socio-economic position:** a systematic review of the evidence. Public Health Nutrition, v. 19, n. 17, p. 3070-3084, 2016.

BORGES, C. A. et al. Caracterização das barreiras e facilitadores para alimentação adequada e saudável no ambiente alimentar do consumidor. **Cadernos de Saúde Pública**, v. 37, p. e00157020, 2022.

BRASIL. **Decreto-Lei n° 986, de 21 de outubro de 1969**. A defesa e a proteção da saúde individual ou coletiva, no tocante a alimentos, desde a sua obtenção até o seu consumo, serão reguladas em todo território nacional, pelas disposições deste Decreto-lei. DOU: Brasília, 21 de outubro de 1969.

BRASIL. **Guia alimentar para a população brasileira. Ministério da Saúde, Secretaria de Atenção à Saúde, Departamento de Atenção Básica.** - 2. ed., 1. reimpr. Brasília: Ministério da Saúde, 2014. 156 p.: il.

BRASIL. **Instrução Normativa n° 75 de 08 de setembro de 2020**. Estabelece os requisitos técnicos para declaração da rotulagem nutricional nos alimentos embalados. DOU: Brasília, 08 de setembro de 2020.

BRASIL. **Lei n° 11.265, de 03 de janeiro de 2006**. Regulamenta a comercialização de alimentos para lactentes e crianças de primeira infância e também a de produtos de puericultura correlatos. DOU: Brasília, 03 de janeiro de 2006.

BRASIL. MINISTÉRIO DA SAÚDE. Secretaria de Vigilância em Saúde. Departamento de Análise em Saúde e Vigilância de Doenças não Transmissíveis. **Vigitel Brasil 2021:** vigilância de fatores de risco e proteção para doenças crônicas por inquérito telefônico. Brasília: Ministério da Saúde, 2021.

BRASIL. **Plano de Ações Estratégicas para o Enfrentamento das Doenças Crônicas e Agravos não Transmissíveis no Brasil 2021-2030** [recurso eletrônico]. Ministério da Saúde, Secretaria de Vigilância em Saúde, Departamento de Análise em Saúde e Vigilância de Doenças Não Transmissíveis. Brasília: Ministério da Saúde, 2021. 118 p.: il.

BRASIL. **Política Nacional de Alimentação e Nutrição**. Ministério da Saúde, Secretaria de Atenção à Saúde. Departamento de Atenção Básica. 1. ed., 1. reimpr. Brasília: Ministério da Saúde, 2013.

BRASIL. **Portaria MEC/MS nº 1.010, de 08 de maio de 2006**. Institui as diretrizes para a Promoção da Alimentação Saudável nas Escolas de educação infantil, fundamental e nível médio das redes públicas e privadas, em âmbito nacional. DOU: Brasília: 08 de maio de 2006.

BRASIL. **Principais mudanças e modelos**. ANVISA. 05 de outubro de 2022. Disponível em: https://www.gov.br/anvisa/pt-br/assuntos/alimentos/rotulagem/principais-mudancas-e-modelos. Acesso em: 26 jan. 2023.

BRASIL. **Publicidade de Alimentos**. Disponível em: https://aps.saude.gov.br/ape/promocaosaude/publicidade. Acesso em: 19 dez. 2023.

BRASIL. **RDC nº 429 de 08 de setembro de 2020**. Dispõe sobre a rotulagem nutricional dos alimentos embalados. DOU: Brasília, 08 de setembro de 2020.

BRASIL. **RDC nº 71, de 1º de julho de 2022**. Dispõe sobre os requisitos sanitários para enriquecimento e restauração de alimentos. DOU: Brasília, 1º de julho de 2022.

BRASIL. **RDC nº 717, de 1º de junho de 2022**. Dispõe sobre os requisitos sanitários das águas envasadas e do gelo para consumo humano. DOU: Brasília, 1º de junho de 2022.

BRASIL. **Resolução CD/FNDE nº 6, de 12 de maio de 2020**. Dispõe sobre o atendimento da alimentação escolar aos alunos da educação básica no âmbito do Programa Nacional de Alimentação Escolar – PNAE. DOU: Brasília, 12 de maio de 2020.

BRASIL. **Resolução da Diretoria Colegiada (RDC) nº 24, de 15 de junho de 2010**. Dispõe sobre a oferta, propaganda, publicidade, informação e outras práticas correlatas cujo objetivo seja a divulgação e a promoção comercial de alimentos considerados com quantidades elevadas de açúcar, de gordura saturada, de gordura trans, de sódio, e de bebidas com baixo teor nutricional, nos termos desta Resolução, e dá outras providências. DOU: Brasília, 15 de junho de 2010.

BRASIL. **Rotulagem nutricional de alimentos embalados – perguntas e respostas**. ANVISA. Gerência Geral de Alimentos. 2ª edição Brasília, 19 de janeiro de 2023. Disponível em: https://www.gov.br/anvisa/pt-br/centraisdeconteudo/publicacoes/alimentos/perguntas-e-respostas-arquivos/rotulagem-nutricional_2a-edicao.pdf. Acesso em: 26 jan. 2023.

BRIDGE, G.; GROISMAN, S.; BEDI, R. **Sugar-sweetened beverage taxes in Brazil:** past, present, and future. Journal of Public Health Policy, v. 43, n. 2, p. 281-291, 2022.

CÂMARA, M. C. C. *et al.* **A produção acadêmica sobre a rotulagem de alimentos no Brasil.** Revista Panamericana de Salud Pública, v. 23, p. 52-58, 2008.

ESCOBAR, M. A. C. *et al.* **Evidence that a tax on sugar sweetened beverages reduces the obesity rate:** a meta-analysis. BMC Public Health. 2013, n. 13:1072.

FERREIRA, R. A. **Interfaces entre a vigilância sanitária de alimentos e a Política Nacional de Alimentação e Nutrição.** Cadernos de Saúde Pública, v. 37, p. e00038921, 2021.

GAIN. **The Global Alliance for Improved Nutrition, 2021**. Disponível em: https://www.gainhealth.org/sites/default/files/news/documents/gain-what-are-food-systems-pamphlet-portuguese.pdf. Acesso em 13 mar. 2023.

GRILO, M. F.; MENEZES, C.; DURAN, A. C. Mapeamento de pântanos alimentares em Campinas, Brasil. **Ciência & Saúde Coletiva**, v. 27, p. 2717-2728, 2022.

GUIMARÃES, J. S. *et al.* **Ultra-processed food and beverage advertising on Brazilian television by international network for food and obesity/non-communicable diseases research, monitoring and action support benchmark.** Public Health Nutrition, v. 23, n. 15, p. 2657-2662, 2020.

HARTUNG, P. A. D.; KARAGEORGIADIS, E. V. A regulação da publicidade de alimentos e bebidas não alcoólicas para crianças no Brasil. **Revista de Direito Sanitário**, v. 17, n. 3, p. 160-184, 2017.

HENRIQUES, P. *et al.* Ambiente alimentar do entorno de escolas públicas e privadas: oportunidade ou desafio para alimentação saudável? **Ciência & Saúde Coletiva**, v. 26, p. 3135-3145, 2021.

HENRIQUES, P.; DIAS, P. C.; BURLANDY, L. A **regulamentação da propaganda de alimentos no Brasil:** convergências e conflitos de interesses. Cadernos de Saúde Pública, v. 30, p. 1219-1228, 2014.

HIGH LEVEL PANEL OF EXPERTS ON FOOD SECURITY AND NUTRITION. Nutrition and food systems. A report by the High Level Panel of Experts on Food Security and Nutrition. **Rome:** High Level Panel of Experts on Food Security and Nutrition, Committee on World Food Security; 2017. (HPLE Report, 12).

IDEC. **A Sindemia global da obesidade, desnutrição e mudanças climáticas — relatório da Comissão The Lancet.** Jan. 2019. Disponível em: https://alimentandopoliticas.org.br/wp-content/uploads/2019/08/idec-the_lancet-sumario_executivo-baixa.pdf Acesso em 02 mar. 2023.

IDEC. **A Sindemia global da obesidade, desnutrição e mudanças climáticas — relatório da Comissão The Lancet.** Jan. 2019. Disponível em: https://alimentandopoliticas.org.br/wp-content/uploads/2019/08/idec-the_lancet-sumario_executivo-baixa.pdf Acesso em 02 mar. 2023.

IDEC. Instituto de Defesa do Consumidor. **De olho nos rótulos dos alimentos.** Disponível em: https://idec.org.br/de-olho-nos-rotulos/historico. Acesso em: 02 fev. 2023.

JACOB, M. C. M.; ARAÚJO, F. R. **Desenvolvimento de competências para Nutrição no contexto de Sistemas Alimentares Sustentáveis.** Ciência & Saúde Coletiva, v. 25, p. 4369-4378, 2020.

MOUBARAC, J. C. et al. **Consumption of ultra-processed foods and likely impact on human health.** Evidence from Canada. Public Health Nutrition. v. 16, n. 12, p. 2240-2248, 2012.

ORGANIZAÇÃO MUNDIAL DA SAÚDE. **Estratégia global em alimentação saudável, atividade física e saúde.** Genebra: Organização Mundial da Saúde; 2004.

ORGANIZAÇÃO PAN-AMERICANA DA SAÚDE. **Sistemas alimentares e nutrição:** a experiência brasileira para enfrentar todas as formas de má nutrição. Brasília, DF: OPAS; 2017.

PEREIRA, T. N. et al. **Medidas regulatórias de proteção da alimentação adequada e saudável no Brasil:** uma análise de 20 anos. Cadernos de Saúde Pública, v. 37, p. e00153120, 2022.

POPKIN, B. M.; HAWKES, C. **Sweetening of the global diet, particularly beverages:** patterns, trends, and policy responses. The Lancet Diabetes & endocrinology, v. 4, n. 2, p. 174-186, 2016.

POWELL, L. M. et al. **Assessing the potential effectiveness of food and beverage taxes and subsidies for improving public health:** a systematic review of prices, demand and body weight outcomes. Obesity Reviews, v. 14, p. 110-128, 2013.

PREISS, PV.; SCHNEIDER, S. **Sistemas alimentares no século 21:** debates contemporâneos [recurso eletrônico]. Porto Alegre: Editora da UFRGS, 2020. 360 p.: pdf

REDONDO, M.; HERNÁNDEZ-AGUADO, I.; LUMBRERAS, B. **The impact of the tax on sweetened beverages: a systematic review**. The American Journal of Clinical Nutrition, v. 108, n. 3, p. 548-563, 2018.

SANTANA, D. O.; FERREIRA, R. C. **A pesquisa sobre publicidade e propaganda em saúde pública na Scielo**. Animus. Revista Interamericana de Comunicação Midiática, v. 20, n. 44, 2021.

SAWAYA, A. L. *et al*. **A família e o direito humano à alimentação adequada e saudável**. Estudos Avançados, v. 33, p. 361-382, 2019.

SUSTENTAREA. **Faculdade de Saúde Pública**. Universidade de São Paulo. Disponível em: https://www.fsp.usp.br/sustentarea/2020/05/26/sistemas-alimentares-e-ods-2/. Acesso em: 17 mar. 2023.

WORLD HEALTH ORGANIZATION (WHO). **Obesity and overweight**. WHO. 16 fev. 2018. Disponível em: https://www.who.int/en/news-room/factsheets/detail/obesity-and-overweight. Acesso em 23 mar. 2023.

CAPÍTULO 9
EDUCAÇÃO ALIMENTAR E NUTRICIONAL (EAN)

 Principais Tópicos do Capítulo

- A EAN, além de ser um campo de conhecimento, é uma estratégia fundamental, que por meio de ações, pode contribuir para garantia da alimentação adequada e saudável, prevenção e controle dos problemas alimentares e nutricionais;

- O nutricionista tem seu papel como educador e suas orientações nutricionais voltadas, por exemplo, ao Guia Alimentar para População Brasileira são fundamentais para autonomia alimentar;

- Os guias alimentares não são estáticos, mudam com o tempo, devem ser conectados ao seu tempo e refletir a realidade da população em questão, sendo assim, cada país possui as suas diretrizes e recomendações.

A Educação Alimentar e Nutricional (EAN) é concebida como um campo de conhecimento e de prática contínua e permanente, transdisciplinar, intersetorial e multiprofissional que contribui para assegurar o DHAA à medida que busca a autonomia alimentar dos indivíduos focada em hábitos alimentares saudáveis (BRASIL, 2012).

9.1 EDUCAÇÃO ALIMENTAR E NUTRICIONAL (EAN)

A EAN é uma das estratégias para garantia da alimentação adequada e saudável, prevenção e controle dos problemas alimentares e nutricionais atuais, no combate à má nutrição, carências nutricionais e ao prevalente excesso de peso e de DCNT populacional, além de trazer uma reflexão contínua sobre os hábitos alimentares e regionalidade, ambientes alimentares, consumo e sistemas alimentares saudáveis e sustentáveis e uma das atribuições do nutricionista (BRASIL, 2018; BRASIL, 2023).

Também se destaca a EAN como um campo de conhecimento e prática contínua, voluntária, autônoma e permanente dos hábitos alimentares saudáveis do indivíduo, sendo transdisciplinar, multissetorial e multiprofissional, pois há interdependência de fatores (BRASIL, 2018; BRASIL, 2023). Como referências para as ações de EAN, temos Marco de Referência de Educação Alimentar e Nutricional para as Políticas Públicas, o Guia Alimentar para a População Brasileira e a Estratégia Intersetorial de Prevenção e Controle da Obesidade (BRASIL, 2012; BRASIL, 2014; BRASIL, 2014).

O Decreto nº 7.272, de 25 de agosto de 2010, traz a EAN como uma diretriz da PNSAN e observa-se que com a elaboração do documento "Marco de Referência de Educação Alimentar e Nutricional para as Políticas Públicas" (BRASIL, 2010).

Em 2012, são definidos de forma clara, os nove princípios que norteiam as ações em diversos setores e cenários: sustentabilidade (dimensão ambiental, relações humanas e econômicas em todas as etapas do sistema alimentar), sistema alimentar, diversidade de cenários de prática, valorização da cultura alimentar local (regionalidade), participação ativa e informada dos sujeitos, cozinhar (autonomia), autocuidado, educação (visão crítica do consumo), intersetorialidade (troca de saberes, proposição de soluções inovadoras) e o planejamento, avaliação e monitoramento de suas ações, princípios estes, ilustrados na **Figura 25** (BRASIL, 2010; BRASIL, 2012; BRASIL, 2023).

Figura 25 – Princípios estabelecidos para ações de EAN. Princípios e Práticas para Educação Alimentar e Nutricional.

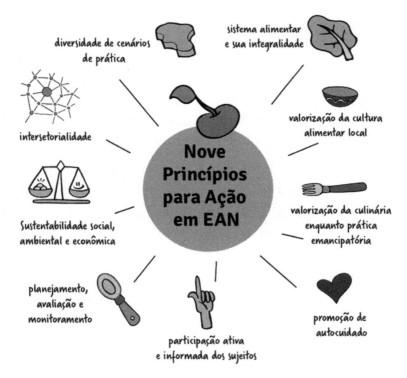

Extraído de: BRASIL, 2018

Como aplicar a EAN na prática? A prática de EAN será realmente efetiva quando levadas em consideração as particularidades e costumes que envolvem e situam o indivíduo ou a coletividade envolvida quanto à realidade que o cerca (BRASIL, 2010; BRASIL, 2012; BRASIL, 2023). Ela deve fazer uso de recursos educacionais ativos e problematizadores e pode ser aplicada em UBS, escolas, empresas, consultório, sendo que estas atividades podem envolver: aulas dialogadas, *brainstorming* (a tempestade de ideias); seminários; dramatização; teatro de fantoches; competições; grupos de verbalização e de observação; oficinas, por exemplo, culinárias; desenvolver livros de receitas; atividades com uso de hortas comunitárias ou escolares; visitas guiadas, por exemplo, em mercados, feiras livres; simpósios; estudos de caso; jogos; contação de histórias; rodas de conversa e vídeos/filmes (BRASIL, 2012; MINISTÉRIO DO DESENVOLVIMENTO SOCIAL, 2018). Para organizar a ação de EAN (**Figura 26**), pode-se utilizar os recursos de planejamento estruturado, respondendo as seguintes questões (MINISTÉRIO DO DESENVOLVIMENTO SOCIAL, 2018):

- **Por que realizar?** Com a definição clara dos objetivos e problemas a serem resolvidos;
- **Com quem?** O público-alvo da ação educativa e suas características;
- **Onde?** Espaço, ambiente físico, no qual será realizado e os recursos necessários;
- **Sobre o quê?** Definição do tema e abordagem visando alcançar o objetivo;
- **Como?** Atividades com metodologias ativas, participativas, lúdicas e problematizadoras (exemplificadas anteriormente);
- **Quando?** Estabelecimento de um cronograma de atividades;

- **Como avaliar?** Analisar se os objetivos propostos foram efetivamente alcançados e se a atividade contribuiu para resolução do problema local, por meio de dinâmicas, reflexões e questionários de satisfação com os participantes.

Figura 26 – Exemplo de instrumento para o planejamento para atividades de EAN.

Público:			Nº de participantes:		
Local:			Data e Duração geral:		
Parceiros:					
Problemática/questão principal:					
Objetivos	Temas/ conteúdos	Atividades/ estratégias/ dinâmicas	Recursos necessários	Tempo	Responsável
Avaliação:					

Extraído de: Ministério do Desenvolvimento Social, 2018

9.2 GUIAS ALIMENTARES

Os Guias alimentares são diretrizes dietéticas baseadas em alimentos e destinam-se a estabelecer uma base para a alimentação e nutrição pública, políticas de saúde e agrícolas nacionais e programas de EAN que os utilizem como instrumento de aplicação para fomentar hábitos alimentares e estilos de vida saudáveis (ANDRADE; BOCCA, 2016; HERFORTH *et al.*,

2019). Estes guias são fundamentais para fornecer orientações sobre alimentos, grupos alimentares e padrões dietéticos que atendam as necessidades nutricionais à população em geral, com vistas a promover a saúde e prevenir DCNTs (ANDRADE; BOCCA, 2016; HERFORTH *et al.*, 2019). Favorece, particularmente, a EAN, pois são simples, compreensíveis e claros para a maioria dos indivíduos e indicam modificações necessárias nos padrões alimentares (BARBOSA; COLARES; SOARES, 2008; ANDRADE; BOCCA, 2016; HERFORTH *et al.*, 2019).

Em termos de desenvolvimento do guia alimentar, podemos falar que é um processo tanto científico, quanto político e utiliza evidências para sua construção, tais como: avaliações da ingestão de alimentos e nutrientes, abastecimento de alimentos, prevalência e importância da saúde pública para a saúde e resultados nutricionais relacionados à dieta, integração dos guias às políticas e programas nacionais de saúde e alimentação, preferências culturais e outras considerações (BARBOSA; COLARES; SOARES, 2008; ANDRADE; BOCCA, 2016; HERFORTH *et al.*, 2019).

O primeiro deles, foi proposto em 1916 nos Estados Unidos da América (EUA), por Caroline Hunt, que recomendou uma alimentação saudável por meio de mensagens sobre necessidades nutricionais e composição alimentar conhecidas à época. Posteriormente, muitos países o usaram como exemplo para o desenvolvimento de seus próprios guias (BARBOSA; COLARES; SOARES, 2008; HERFORTH *et al.*, 2019).

Somente a partir de 1998, com a publicação do documento "Preparação e uso de guias alimentares baseadas em alimentos", da OMS/FAO, que vários países começaram a desenvolver as suas próprias diretrizes nacionais, muitas vezes em parceria, ou facilitada por agências e órgãos internacionais (BARBOSA; COLARES; SOARES, 2008; ANDRADE; BOCCA, 2016; HERFORTH *et al.*, 2019).

Cabe destacar, que ainda que existam diretrizes ou recomendações internacionais, não existe um guia alimentar mundial, pois ele precisa considerar hábitos alimentares, cultura e regionalidade, que variam entre os países e, portanto, possuem distintos formatos, números de grupos alimentares e porções, ainda que tenham o mesmo objetivo, ou seja, a divulgação científica, passando o conhecimento científico de nutrição para que a população seja orientada de forma clara e didática (BARBOSA; COLARES; SOARES, 2008; ANDRADE; BOCCA, 2016; HERFORTH et al., 2019). Em 2014, a FAO lançou um repositório, com acesso aberto, em que agrupa os guias alimentares espalhados pelo mundo (FOOD AND AGRICULTURE ORGANIZATION, 2014).

Estes guias acabaram por usar, por muito tempo, as representações gráficas emblemáticas como a pirâmide alimentar proposta pelos EUA (que hoje já é representado por meio de um prato "*My Plate*"), assim como outros modelos adotados por países da Europa, como o "círculo ou roda de alimentos". O Canadá desenvolveu, inicialmente, o arco-íris, a Costa-Rica, o formato de uma pizza, a Guatemala, um pote de cerâmica e o México, uma maçã. Atualmente, alguns deles já deixaram de adotar este tipo de representação, substituindo por outras.

Figura 27 – Exemplo de representações gráficas do guia alimentar dos Estados Unidos, *My Pyramid* e *My plate*.

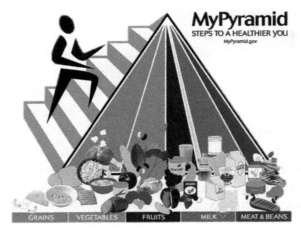

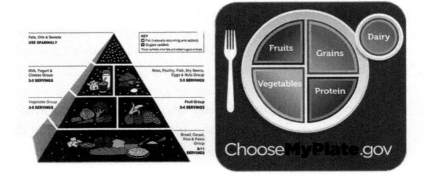

Extraído de: https://www.momjunction.com/articles/healthy-food-guide-pyramid-kids-teens_0022685/ e https://www.sciencedirect.com/topics/food-science/food-g

9.2.1 Guia alimentar para População Brasileira

Aqui no Brasil, tivemos a primeira edição do Guia Alimentar para a População Brasileira, lançada em 2006 e reimpressa em

2008 e 2013, como um manual e norma técnica do Ministério da Saúde contando com diretrizes oficiais sobre a alimentação, indicando grupos alimentares e porções recomendadas (BRASIL, 2008). Em sua primeira versão, o guia foi fundamentado nos propósitos da PNAN e trouxe discussões sobre as iniciativas voltadas a alimentação e nutrição, em um contexto no qual as doenças relacionadas à alimentação eram causadas por deficiências de energia e nutrientes, incluindo as de micronutrientes (fome oculta), considerando que havia uma grande prevalência de desnutrição na população (BRASIL, 2008).

Figura 28 – Capas do Guia Alimentar para a População Brasileira 1ª edição, 1ª e 2ª reimpressão. BRASIL, 2008 e 2013.

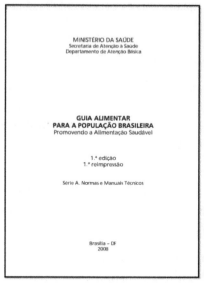
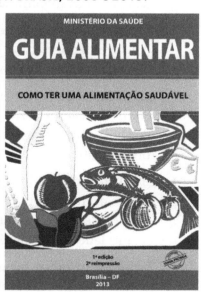

Extraído de: BRASIL, 2008 e 2013

Este guia, incluía os seguintes passos para uma alimentação saudável e adequada (BRASIL, 2008):

1. Faça pelo menos três refeições (café da manhã, almoço e jantar) e dois lanches saudáveis por dia. Não pule as refeições;

2. Inclua diariamente seis porções do grupo de cereais (arroz, milho, trigo, pães e massas), tubérculos como as batatas e raízes como a mandioca/macaxeira/aipim nas refeições. Dê preferência aos grãos integrais e aos alimentos na sua forma mais natural;

3. Coma diariamente pelo menos três porções de legumes e verduras como parte das refeições e três porções ou mais de frutas nas sobremesas e lanches;

4. Coma feijão com arroz todos os dias ou, pelo menos, cinco vezes por semana. Esse prato brasileiro é uma combinação completa de proteínas e bom para a saúde;

5. Consuma diariamente três porções de leite e derivados e uma porção de carnes, aves, peixes ou ovos. Retirar a gordura aparente das carnes e a pele das aves antes da preparação torna esses alimentos mais saudáveis;

6. Consuma, no máximo, uma porção por dia de óleos vegetais, azeite, manteiga ou margarina. Fique atento aos rótulos dos alimentos e escolha aqueles com menores quantidades de gorduras *trans*;

7. Evite refrigerantes e sucos industrializados, bolos, biscoitos doces e recheados, sobremesas doces e outras guloseimas como regra da alimentação;

8. Diminua a quantidade de sal na comida e retire o saleiro da mesa. Evite consumir alimentos industrializados com

muito sal (sódio) como hambúrguer, charque, salsicha, linguiça, presunto, salgadinhos, conservas de vegetais, sopas, molhos e temperos prontos;

9. Beba pelo menos dois litros (seis a oito copos) de água por dia. Dê preferência ao consumo de água nos intervalos das refeições;
10. Torne sua vida mais saudável. Pratique pelo menos 30 minutos de atividade física todos os dias e evite as bebidas alcoólicas e o fumo;
11. Mantenha o peso dentro de limites saudáveis.

É importante ressaltar que os guias alimentares não são instrumentos estáticos, devem ser atualizados conforme as mudanças no perfil da população, seja, demográfico, epidemiológico ou nutricional (como tratamos no **Capítulo 2.3**). Podem ser lidos e devem colocados em prática pela população em geral, desde os consumidores proporcionando maior autonomia em suas escolhas, até os profissionais da área e gestores públicos. Cabe ressaltar que, devido a uma linguagem muito técnica e mais voltada aos profissionais da área da saúde, nosso primeiro guia, era de difícil entendimento para população em geral (BRASIL, 2008).

E foi neste sentido que em 2009 foi elaborada a "NOVA", uma classificação dos alimentos que inclui a extensão e o propósito do processamento industrial aos quais são submetidos antes da sua aquisição, preparo e consumo e determinam o seu conteúdo em nutrientes e demais atributos (como os aditivos cosméticos) que apresentam potencial de influenciar o risco de DCNTs (MONTEIRO *et al.*, 2016). A proposta foi realizar uma categorização em quatro grupos: alimentos *in natura*/minimamente processados, ingredientes culinários, alimentos processados e alimentos ultraprocessados (como já abordamos no **Capítulo 2.3**) (MONTEIRO *et al.*, 2016).

Além das alterações no perfil da população, mudanças políticas, econômicas, sociais e culturais e partindo-se da premissa que a "alimentação é mais que ingestão de nutrientes" e da "comida de verdade", em 2014, houve o lançamento da segunda edição do Guia Alimentar para a População Brasileira (e de uma versão resumida), que incorpora a classificação "NOVA" em suas recomendações, tratando-se de um marco na história das políticas públicas de alimentação e nutrição e uma referência mundial em termos de eficiência e sustentabilidade (BRASIL, 2014; FSP-USP, 2023).

O guia é um documento oficial como suporte às ações de EAN no âmbito do SUS, é umas das estratégias da PNAN na obtenção da alimentação adequada e saudável, é um instrumento educacional e pedagógico para os nutricionistas do PNAE, além de ser de fácil entendimento para população brasileira (BRASIL, 2014; FSP-USP, 2023).

Figura 29 – Capas do Guia Alimentar para a População Brasileira 2ª edição versão completa e versão resumida. BRASIL, 2014.

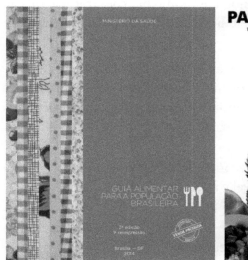
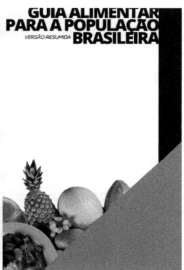

Extraído de: BRASIL, 2014

Com relação aos seus princípios, temos cinco:

1. "Mais que ingestão de nutrientes": alimentos, nutrientes, combinações e preparações, modos de comer e a influência dos aspectos cultural e social nas práticas alimentares;

2. "Sintonia com o tempo atual": condições de saúde mais preocupantes da população, as DCNTs e os padrões de alimentação – calorias em excesso e que não suprem as necessidades de nutrientes de maneira equilibrada;

3. "Sistema alimentar sustentável (produção e distribuição)": orientações para a redução do impacto sobre os recursos naturais e a biodiversidade e sobre a justiça social, valorizando a agricultura familiar e o processamento mínimo dos alimentos;

4. "Conhecimento gerado por diferentes saberes": a partir de estudos científicos (populacionais, experimentais, clínicos e antropológicos) como padrões tradicionais de alimentação, respeitando a identidade e a cultura alimentar da população;

5. "Autonomia para fazer escolhas alimentares": informações confiáveis para que pessoas, famílias e comunidades ampliem a autonomia para fazer escolhas alimentares mais conscientes e exijam o cumprimento do DHAA.

Com relação às suas recomendações, inclui os 10 passos para uma alimentação saudável e adequada (BRASIL, 2014):

1. Fazer de alimentos *in natura* ou minimamente processados a base da alimentação;
2. Utilizar óleos, gorduras, sal e açúcar em pequenas quantidades ao temperar e cozinhar alimentos e criar preparações culinárias;
3. Limitar o consumo de alimentos processados;
4. Evitar o consumo de alimentos ultraprocessados;
5. Comer com regularidade e atenção, em ambientes apropriados e, sempre que possível, com companhia;
6. Fazer compras em locais que ofertem variedades de alimentos *in natura* ou minimamente processados;
7. Desenvolver, exercitar e partilhar habilidades culinárias;
8. Planejar o uso do tempo para dar à alimentação o espaço que ela merece;
9. Dar preferência, quando fora de casa, a locais que servem refeições feitas na hora;

10. Ser crítico quanto a informações, orientações e mensagens sobre alimentação veiculadas em propagandas comerciais.

Dada a relevância, abrangência e referência para o mundo, o guia alimentar da Bélgica teve o guia alimentar brasileiro como uma inspiração e aderiu à classificação NOVA para fazer recomendações e criar suas diretrizes sobre uma alimentação adequada e saudável (FSP-USP, 2023). Na representação gráfica, o guia belga traz uma pirâmide alimentar invertida, em que a base da alimentação estão os alimentos *in natura*/minimamente processados e os ultraprocessados estão fora da pirâmide (FSP-USP, 2023).

Figura 30 – Representação gráfica de um triângulo invertido do guia alimentar belga.

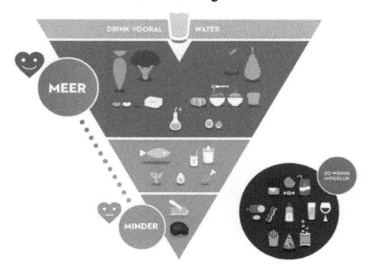

Extraído de: https://www.fsp.usp.br/nupens/belgica-adota-classificacao-nova-em-guia-alimentar/

9.2.2 Guia alimentar Crianças Brasileiras menores de 2 anos

A primeira versão do Guia Alimentar para as Crianças Brasileiras Menores de 2 Anos, elaborado pelo Ministério da Saúde com apoio da Organização Pan-Americana da Saúde (OPAS) e OMS, foi publicada em 2002, com reimpressão em 2005, sendo revisada em 2010 (2ª edição), para operacionalização dos 10 passos da Alimentação Saudável para Crianças Brasileiras Menores de 2 Anos (BRASIL, 2002; BRASIL, 2010; BRASIL, 2013). Este guia, foi elaborado como um manual de capacitação técnica aos profissionais de saúde em atuação junto à alimentação infantil, principalmente focado para nutricionistas e as Equipes de Saúde da Família (BRASIL, 2010).

Traz como principais informações os 10 passos da Alimentação Saudável para Crianças Brasileiras Menores de 2 Anos, recomendações e diretrizes, como o estímulo ao aleitamento materno, a pirâmide alimentar para crianças de 6 até 23 meses, no intuito de auxiliar a alimentação complementar, contando ainda, com sugestões de cardápios (BRASIL, 2002; BRASIL, 2010; BRASIL, 2013).

Figura 31 – Capas do Guia Alimentar para a População Brasileira 1ª edição, 1ª e 2ª reimpressão. BRASIL, 2008 e 2013.

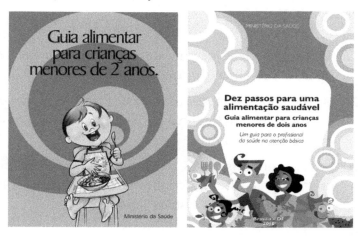

Extraído de: BRASIL, 2008 e 2013

Figura 32 – Pirâmide alimentar para menores de 2 anos. BRASIL, 2010.

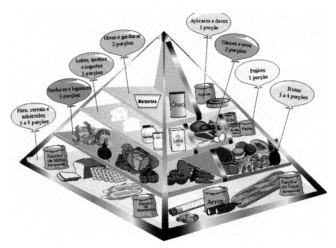

Extraído de BRASIL, 2010

Este guia (em 2002), incluía os 10 seguintes passos para uma alimentação saudável e adequada às crianças menores de 2 anos (BRASIL, 2002):

1. Dar somente leite materno até os seis meses, sem oferecer água, chás ou qualquer outro alimento;
2. A partir dos seis meses, oferecer de forma lenta e gradual outros alimentos, mantendo o leite materno até os dois anos de idade ou mais;
3. A partir dos seis meses, dar alimentos complementares três vezes ao dia, se a criança receber leite materno, e cinco vezes ao dia, se estiver desmamada;
4. A alimentação complementar deve ser oferecida sem rigidez de horários, respeitando-se sempre a vontade da criança;
5. A alimentação complementar deve ser espessa desde o início e oferecida de colher; começar com consistência pastosa (papas/ purês);
6. e, gradativamente, aumentar a consistência até chegar à alimentação da família;
7. Oferecer à criança diferentes alimentos ao dia. Uma alimentação variada é uma alimentação colorida;
8. Estimular o consumo diário de frutas, verduras e legumes nas refeições;
9. Evitar açúcar, café, enlatados, frituras, refrigerantes, balas, salgadinhos e outras guloseimas nos primeiros anos de vida. Usar sal com moderação;
10. Cuidar da higiene no preparo e manuseio dos alimentos; garantir o armazenamento e a conservação adequados;

11. Estimular a criança doente e convalescente a se alimentar, oferecendo sua alimentação habitual e seus alimentos preferidos, respeitando a sua aceitação.

Uma nova versão do Guia Alimentar para Crianças Brasileiras Menores de 2 Anos foi publicada em 2019, com uma reimpressão em 2020 e com uma versão resumida em 2021 (BRASIL, 2019; BRASIL, 2021). É um documento oficial do Ministério da Saúde alinhado ao Guia Alimentar para a População Brasileira (2014), com suas diretrizes recomendações e informações sobre alimentação de crianças nos dois primeiros anos de vida (BRASIL, 2014; BRASIL, 2019; BRASIL, 2021).

Trata-se um documento de apoio e suporte às políticas que já destacavam a importância da alimentação, como a PNAN, a Política Nacional de Atenção Integral à Saúde da Criança, além da Norma Brasileira de Comercialização de Alimentos para Lactantes e Crianças de Primeira Infância, Bicos, Chupetas e Mamadeiras (NBCAL), entre outras (BRASIL, 2019; BRASIL, 2021).

Este guia traz informações acerca de uma alimentação saudável até os dois anos de vida, incentivo ao aleitamento materno, alimentação complementar, autonomia, alimentação como prática cultural e social, objetivando a adoção de uma alimentação adequada e saudável a esta faixa etária (BRASIL, 2019; BRASIL, 2021).

Figura 33 - Capas do Guia Alimentar para Crianças Brasileiras menores de 2 anos versão completa (esquerda) e versão resumida (direita). BRASIL, 2019 e 2021.

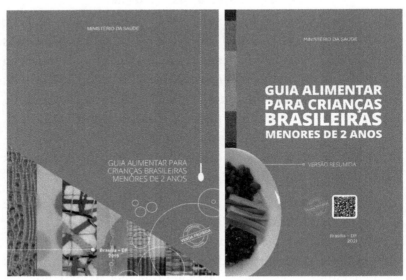

Extraído de BRASIL, 2019 e 2021

Este guia (em 2019), incluiu os seguintes doze passos para uma alimentação saudável e adequada às crianças menores de 2 anos (BRASIL, 2019):

1. Amamentar até 2 anos ou mais, oferecendo somente o leite materno até 6 meses;
2. Oferecer alimentos *in natura* ou minimamente processados, além do leite materno, a partir dos 6 meses;
3. Oferecer água própria para o consumo à criança em vez de sucos, refrigerantes e outras bebidas açucaradas;
4. Oferecer a comida amassada quando a criança começar a comer outros alimentos além do leite materno;

5. Não oferecer açúcar nem preparações ou produtos que contenham açúcar à criança até 2 anos de idade;
6. Não oferecer alimentos ultraprocessados para a criança;
7. Cozinhar a mesma comida para a criança e para a família;
8. Zelar para que a hora da alimentação da criança seja um momento de experiências positivas, aprendizado e afeto junto da família;
9. Prestar atenção aos sinais de fome e saciedade da criança e conversar com ela durante a refeição;
10. Cuidar da higiene em todas as etapas da alimentação da criança e da família;
11. Oferecer à criança alimentação adequada e saudável também fora de casa;
12. Proteger a criança da publicidade de alimentos.

Para concluir e refletir...

O Guia alimentar para População Brasileira e Guia alimentar para Crianças menores de 2 anos são instrumentos que promovem a autonomia alimentar, sistemas e ambientes alimentares saudáveis, preservando a regionalidade e cultura alimentar, além de estimularem a comensalidade e serem ferramentas de EAN. Como você pensaria e estruturaria uma ação de EAN em uma UBS, utilizando o guia? Dica: elaboração de folders, gincanas e jogos, oficinas, rodas de conversa, teatro, atividades de fila de espera, músicas e vídeos/filmes, culinária, horta comunitária, entre outros.

REFERÊNCIAS BIBLIOGRÁFICAS

ANDRADE, L. M.; BOCCA, C. **Análise comparativa de guias alimentares:** proximidades e distinções entre três países. DEMETRA: Alimentação, Nutrição & Saúde, v. 11, n. 4, p. 1001-1016, 2016.

BARBOSA, R. M. S.; COLARES, L. G. T.; SOARES, E. A. Desenvolvimento de guias alimentares em diversos países. **Revista de Nutrição**, v. 21, p. 455-467, 2008.

BRASIL. **Decreto n° 7.272, de 25 de agosto de 2010**. Regulamenta a Lei n° 11.346, de 15 de setembro de 2006, que cria o Sistema Nacional de Segurança Alimentar e Nutricional – SISAN com vistas a assegurar o direito humano à alimentação adequada, institui a Política Nacional de Segurança Alimentar e Nutricional – PNSAN, estabelece os parâmetros para a elaboração do Plano Nacional de Segurança Alimentar e Nutricional, e dá outras providências. DOU: Brasília, 25 de agosto de 2010.

BRASIL. **Dez passos para uma alimentação saudável:** guia alimentar para crianças menores de dois anos: um guia para o profissional da saúde na atenção básica. Ministério da Saúde, Secretaria de Atenção à Saúde, Departamento de Atenção Básica. 2. ed. Brasília: Ministério da Saúde, 2010. 72 p.: il. (Série A. Normas e Manuais Técnicos).

BRASIL. **Dez passos para uma alimentação saudável:** guia alimentar para crianças menores de 2 anos: um guia para o profissional da saúde na atenção básica. Brasília: Ministério da Saúde, 2013.

BRASIL. Educação Alimentar e Nutricional. Disponível em: https://www.gov.br/cidadania/pt-br/caisan/educacao-alimentar-e-nutricional. Acesso em 06 jan. 2023.

BRASIL. **Estratégia Intersetorial de Prevenção e Controle da Obesidade:** recomendações para estados e municípios. Câmara Interministerial de Segurança Alimentar e Nutricional. Brasília, DF: CAISAN, 2014.

BRASIL. **Guia alimentar para a população brasileira**. Ministério da Saúde, Secretaria de Atenção à Saúde, Departamento de Atenção Básica. – 2. ed., 1. reimpr. Brasília: Ministério da Saúde, 2014. 156 p.: il.

BRASIL. **Guia alimentar para a população brasileira**. Ministério da Saúde, Secretaria de Atenção à Saúde, Departamento de Atenção Básica. 2. ed., 1. reimpr. Brasília: Ministério da Saúde, 2014. 156 p.: il.

BRASIL. **Guia alimentar para a população brasileira:** promovendo a alimentação saudável. Ministério da Saúde, Secretaria de Atenção à Saúde. Brasília: Ministério da Saúde, 2008. 210 p. (Série A. Normas e Manuais Técnicos).

BRASIL. **Guia Alimentar para crianças brasileiras menores de 2 anos**. Ministério da Saúde, Secretaria de Atenção Primária à Saúde. Brasília: Ministério da Saúde, 2019.

BRASIL. **Guia Alimentar para crianças brasileiras menores de 2 anos – Versão Resumida**. Ministério da Saúde, Secretaria de Atenção Primária à Saúde. Brasília: Ministério da Saúde, 2021.

BRASIL. **Guia alimentar para crianças menores de 2 anos**. Brasília: Ministério da Saúde, 2002.

BRASIL. **Marco de referência de educação alimentar e nutricional para as políticas públicas**. Brasília, DF: MDS; Secretaria Nacional de Segurança Alimentar e Nutricional, 2012.

BRASIL. **Princípios e Práticas para Educação Alimentar e Nutricional Ministério do Desenvolvimento Social**. MDS Secretaria Nacional de Segurança Alimentar e Nutricional. SESAN Departamento de Estruturação e Integração dos Sistemas Públicos Agroalimentares. DEISP Coordenação-Geral de Educação Alimentar e Nutricional. Brasília: CGEAN, 2018.

FAO. FOOD AND AGRICULTURE ORGANIZATION. **Food-based dietary guidelines**. Disponível em: https://www.fao.org/nutrition/educacion-nutricional/food-dietary-guidelines/home/en/. Acesso em: 13 jan. 2023.

FSP-USP. **Bélgica adota classificação NOVA em guia alimentar**. Disponível em: https://www.fsp.usp.br/nupens/belgica-adota-classificacao-nova-em-guia-alimentar/. Acesso 17 fev. 2023.

FSP-USP. **Guia Alimentar para População Brasileira**. Disponível em: https://www.fsp.usp.br/nupens/guia-alimentar-para-a-populacao-brasileira/. Acesso 17 fev. 2023.

HERFORTH, A. et al. **A global review of food-based dietary guidelines**. Advances in Nutrition, v. 10, n. 4, p. 590-605, 2019.

MINISTÉRIO DO DESENVOLVIMENTO SOCIAL. MDS. **Princípios e Práticas para Educação Alimentar e Nutricional; 2018**. Disponível em: https://www.mds.gov.br/webarquivos/arquivo/seguranca_alimentar/caisan/Publicacao/Educacao_Alimentar_Nutricional/21_Principios_Praticas_para_EAN.pdf. Acesso em 23 ago. 2023.

MONTEIRO, C. A. et al. NOVA. **The star shines bright**. Food classification. Public health. World Nutrition. January-March 2016, 7, 1-3, 28-38.

CAPÍTULO 10
O NUTRICIONISTA NA SAÚDE COLETIVA

 Principais Tópicos do Capítulo

- O nutricionista tem suas áreas de atuação estabelecidas pela Resolução do Conselho Federal de Nutricionistas, em Saúde Coletiva engloba as subáreas de Políticas e Programas Institucionais, Atenção Básica em Saúde e Vigilância Sanitária;

- A Saúde Coletiva e a Alimentação e Nutrição tem sua intersecção na Epidemiologia;

- A Atenção Básica (AB) tem como regulamentação a Política Nacional de Atenção Básica (PNAB);

- Os Núcleos Ampliados de Apoio à Saúde da Família e Atenção Básica (NASF-AB), contam com equipes multiprofissionais, nas quais os nutricionistas estão incluídos.

Já compreendemos que a área de alimentação e nutrição é e deve ser uma prioridade nas políticas saudáveis para garantia da SAN e DHAA e assim, nas Políticas e Programas Institucionais, na Atenção Básica em Saúde e na Vigilância em Saúde, faz-se necessária a atuação do nutricionista. A resolução do Conselho Federal de Nutricionistas (CFN) nº 600, de 25 de fevereiro de 2018, entre outras questões, dispõe sobre a definição das áreas de atuação do nutricionista e suas atribuições, especificamente o nutricionista na área de Saúde Coletiva, pode exercer sua atuação profissional nas seguintes subáreas, segmentos e subsegmentos, conforme **Quadro 10** (BRASIL, 2018):

Quadro 10 – Subáreas, segmentos e subsegmentos de atuação do nutricionista, conforme Resolução do Conselho Federal de Nutricionista (CFN) n° 600.

Subárea	Segmento	Subsegmento
Políticas e Programas Institucionais	Gestão das Políticas e Programas	Não possui
	Política Nacional de Segurança Alimentar e Nutricional (PNSAN)	Sistema Nacional de Segurança Alimentar e Nutricional (SISAN): Programa de Aquisição de Alimentos (PAA), Bolsa Família, entre outros
		Sistema Nacional de Segurança Alimentar e Nutricional (SISAN): Banco de Alimentos (públicos, privados e fundacionais)
		Sistema Nacional de Segurança Alimentar e Nutricional (SISAN): Restaurantes Populares, Cozinhas Comunitárias e outros equipamentos de segurança alimentar
		Sistema Nacional de Segurança Alimentar e Nutricional (SISAN): Política Nacional de Desenvolvimento Sustentável de Povos e Comunidades Tradicionais, entre outras
		Sistema Nacional de Segurança Alimentar e Nutricional (SISAN): Política Nacional de Atenção Integral à Saúde das Pessoas Privadas de Liberdade no Sistema Prisional (PNAISP) no âmbito do Sistema Único de Saúde (SUS)
	Rede Socioassistencial	Não possui
	Alimentação e Nutrição no Ambiente Escolar	Programa Nacional de Alimentação Escolar (PNAE)

Subárea	Segmento	Subsegmento
Políticas e Programas Institucionais	Programa de Alimentação do Trabalhador (PAT)	Empresas Fornecedoras de Alimentação Coletiva: Produção de Refeições (autogestão e concessão)
		Empresas Prestadoras de Serviços de Alimentação Coletiva: Refeição-Convênio
		Empresas Fornecedoras de Alimentação Coletiva: Cestas de Alimentos
Atenção Básica em Saúde	Gestão das Ações de Alimentação e Nutrição	Não possui
	Cuidado Nutricional	
Vigilância em Saúde	Gestão da Vigilância em Saúde	Não possui
	Vigilância Sanitária	
	Vigilância Epidemiológica	
	Fiscalização do Exercício Profissional	

São ações voltadas ao incentivo, o apoio e a proteção ao aleitamento materno; a vigilância alimentar e nutricional (SISVAN); programas de suplementação medicamentosa de micronutrientes (ferro, ácido fólico e vitamina A); cuidado nutricional em programas de saúde para grupos populacionais específicos (risco nutricional, hipertensos, diabéticos, entre outros) e acompanhamento das condicionalidades do Programa Bolsa Família (BRASIL, 2015).

Ainda, cabe destacar a prática da EAN, em que o nutricionista atua como mediador no processo de desenvolvimento de atividades educativas, que buscam o indivíduo como protagonista e contribuem para mudanças de hábitos alimentares, autonomia alimentar, escolhas saudáveis que prezem por sistemas alimentares saudáveis, partindo não apenas de questões biológicas, mas sociais, comportamentais, culturais, regionais econômicas, entre outras (BRASIL, 2015).

10.1 INTERFACES DA NUTRIÇÃO EM SAÚDE COLETIVA

É importante conceitualizarmos os campos de Saúde Coletiva e a Alimentação e Nutrição. A Saúde Coletiva inclui as práticas de prevenção adotadas pela Saúde Pública convencional e o modelo biomédico, desenvolvendo-se historicamente, no Brasil, a partir dos anos 1970 e, ainda, a epidemiologia social, priorizando o estudo da determinação social e das desigualdades em saúde, como vimos anteriormente, incluindo ações de promoção (BOSI; PRADO, 2011; RIGON; SCHMIDT; BÓGUS, 2016).

Portanto, não é uma especialidade médica, mas sim uma vertente das Ciências Humanas e Sociais. A origem da Alimentação e Nutrição é distinta da Saúde Coletiva, em que temos os primeiros estudos na área voltados composição química dos alimentos e seus nutrientes e implicações e, depois, uma preocupação com as questões relacionadas à fome, desnutrição e obesidade (BOSI; PRADO, 2011; RIGON; SCHMIDT; BÓGUS, 2016).

E como vemos a interseção entre ambos os campos? Por meio da Epidemiologia! Ao pensar em desnutrição, intrinsecamente ligada à fome, doenças carenciais associadas às doenças transmissíveis em um contexto de iniquidade social, em um modelo econômico injusto e excludente, já estudado desde 1930, por meio das pesquisas acadêmicas de Josué de Castro (BOSI; PRADO, 2011; RIGON; SCHMIDT; BÓGUS, 2016).

Com a Epidemiologia Social, essas relações foram associadas com o histórico-social, com vistas a esclarecer cenários e determinantes e a subsidiar as políticas de saúde (BOSI; PRADO, 2011; RIGON; SCHMIDT; BÓGUS, 2016). A epidemiologia nutricional entra neste contexto à medida que considera as transições demográfica, epidemiológica e nutricional em estudos e pesquisa voltadas às DCNTs e obesidade, devido ao novo cenário de condição e perfil populacional (BOSI; PRADO, 2011; RIGON; SCHMIDT; BÓGUS, 2016).

A alimentação e a nutrição, enquanto área, participou ativamente das discussões da reforma sanitária e estabelecimento do SUS. Neste aspecto, com a sua participação na AB desde a constituição do SUS, há uma necessidade constante de se pensar e organizar a intersetorialidade no que podemos chamar de campo ou área de "Nutrição em Saúde Coletiva", devido às questões sociais, econômicas, culturais e ambientais na determinação da saúde e a interface entre ambos (JAIME *et al.*, 2018).

Essa articulação e intersecção entre os dois campos está presente na PNAN. No entanto, pensando em SAN, ainda existem muitas dificuldades políticas, institucionais e operacionais para que a PNAN possa ser efetiva no SUS devido ao modelo biomédico, curativo e de alta complexidade ainda prevalente que não a prioriza. Ao superar esta questão, pode-se contribuir para seu avanço (JAIME *et al.*, 2018).

10.2 POLÍTICA NACIONAL DE ATENÇÃO BÁSICA (PNAB) E ESTRATÉGIA SAÚDE DA FAMÍLIA (ESF)

 Conceitos e Definições

Atenção Básica: Conjunto de ações de saúde individuais, familiares ou coletivas que envolvem promoção, prevenção, proteção, diagnóstico, tratamento, reabilitação, redução de danos, cuidados paliativos e vigilância em saúde baseados na prática do cuidado integrado e na gestão qualificada, realizada com equipe multiprofissional (BRASIL, 2023).

A Estratégia Saúde da Família (ESF), iniciou suas atividades em 1994, com o intuito de desenvolver ações de promoção e proteção do indivíduo, da família e da comunidade, nas UBS, trata-se de um modelo de reorganização da atenção básica devido a articulação entre assistência, prevenção e promoção à saúde (BRASIL, 2023). As atribuições das equipes de Saúde da Família estão descritas na Política Nacional de Atenção Básica (PNAB), sendo compostas, no mínimo, por médico e enfermeiro, preferencialmente especialistas em saúde da família; além de auxiliar e/ou técnico de enfermagem e o Agente Comunitário de Saúde (ACS) e de acordo com a necessidade local, agente de saúde bucal (BRASIL, 2023).

Foram criados, a partir de 2008, os Núcleos de Apoio à Saúde da Família (NASF), renomeados como Núcleos Ampliados de Apoio à Saúde da Família e Atenção Básica (NASF-AB) em 2017, contando com equipes multiprofissionais para ampliar a abrangência e o escopo das ações da AB, fato que contribuiu com a ampliação da atuação do nutricionista na rede de saúde (SALES *et al.*, 2020).

A atuação dos profissionais acontecia em parceria com as Equipes de ESF (SALES *et al.*, 2020). Dentre estes profissionais que podem fazer parte do NASF-AB, estão: Médico Acupunturista; Assistente Social; Profissional/Professor de Educação Física; Farmacêutico; Fisioterapeuta; Fonoaudiólogo; Médico Ginecologista/Obstetra; Médico Homeopata; Nutricionista; Médico Pediatra; Psicólogo; Médico Psiquiatra; Terapeuta Ocupacional; Médico Geriatra; Médico Internista (clínica médica), Médico do Trabalho, Médico Veterinário, arte educador e sanitarista (SALES *et al.*, 2020).

No NASF, os nutricionistas presentes eram designados para (1) atuar diretamente junto a indivíduos, famílias e comunidade; (2) participar de ações de educação continuada de profissionais de saúde; e (3) articular estratégias de ação com os equipamentos sociais de seu território de atuação, em prol da promoção da alimentação saudável, do DHAA e da SAN, reforçando sua importância na implementação de diversas ações de promoção, tratamento e reabilitação da saúde em conjunto com a equipe multiprofissional, visando alimentação saudável, prevenção de DCNTs e agravos nas diversas fases da vida (SALES *et al.*, 2020; VIEIRA; MATIAS; QUEIROZ, 2021).

A PNAB, por sua vez, foi criada no Brasil para o acesso universal e contínuo a serviços na Atenção Básica, tendo suas edições estabelecidas em portarias nos anos de 2006 (Portaria nº 648-MS/GM, de 28 de março de 2006) e 2011 (Portaria nº 2.488-MS/GM, de 21 de outubro de 2011), para organizar o modo como os pacientes chegam ("porta de entrada" no SUS) e são encaminhados dentro do SUS, destacando a Atenção Básica e a Estratégia da Saúde da Família (ESF) como referencial (BRASIL, 2006; BRASIL, 2011).

Em 2017, passou por uma revisão de suas diretrizes, no âmbito do SUS, como observado por meio da Portaria de nº 2.436, de 21 de setembro de 2017 e a Portaria de Consolidação nº 1, de 2 de junho de 2021, em que temos a proposição de flexibilização da carga horária de profissionais da Atenção Primária à Saúde (APS); a não priorização da ESF do ponto de vista financeiro, além de mudanças nas atribuições comuns e específicas dos profissionais de saúde, como o caso do Núcleo Ampliado de Saúde da Família e Atenção Básica (NASF-AB: nova nomenclatura), sendo de responsabilidade dos gestores municipais a decisão de continuar, ou não, com a atuação do NASF-AB (BRASIL, 2017, BRASIL, 2021).

A Portaria nº 2.979 de 12 de novembro de 2019 revoga o financiamento do Governo Federal para as equipes do NASF-AB, no entanto, alguns municípios ainda mantiveram o custeio do NASF-AB (BRASIL, 2019). Em 2023, foi publicada a Portaria GM/MS nº 635, de 22 de maio de 2023 que indica uma transição do NASF para equipe "e-Multi" com um rearranjo das equipes do NASF-AB. Estas equipes devem ser vinculadas a uma ou mais das seguintes equipes da APS: equipe de Saúde da Família – eSF; equipe de Saúde da Família Ribeirinha – eSFR; equipe de Consultório na Rua – eCR; equipe de Atenção Primária – eAP; ou equipe de Unidade Básica de Saúde Fluvial – UBSF. Também passam a ser classificadas em (BRASIL, 2023):

- Equipe Multiprofissional Ampliada (300 horas semanais e 10 a 12 equipes vinculadas): eMulti Ampliada – vinculada no mínimo 10 (dez) e no máximo 12 (doze) equipes e carga horária mínima de 300 (trezentas) horas semanais por equipe;
- Equipe Multiprofissional Complementar (200 horas semanais e 5 a 9 equipes vinculadas): eMulti Complementar – vinculada no mínimo 5 (cinco) e no máximo 9 (nove)

equipes e carga horária mínima de 200 (duzentas) horas semanais por equipe;
- Equipe Multiprofissional Estratégica (100 horas semanais e 1 a 4 equipes vinculadas): eMulti Estratégica – vinculada no mínimo 1 (uma) e no máximo 4 (quatro) equipes e carga horária mínima de 100 (cem) horas semanais por equipe.

Portanto, assim como as equipes do NASF-AB, a equipe eMulti acaba por não ser fixa na UBS (salvo em casos em que há apenas uma equipe da APS no município em questão), os profissionais são cadastrados em uma unidade para recebimento dos recursos (no Sistema de Cadastro Nacional de Estabelecimentos de Saúde (SCNES), mas rodam em outras unidades. Em termos de funções de integralidade prioritárias, a portaria contempla (BRASIL, 2023):

I. Atendimento individual, em grupo e domiciliar;
II. As atividades coletivas;
III. Apoio matricial;
IV. Discussões de casos;
V. Atendimento compartilhado entre profissionais e equipes;
VI. Oferta de ações de saúde à distância;
VII. Construção conjunta de projetos terapêuticos e intervenções no território;
VIII. Práticas intersetoriais.

E o nutricionista está ou não na equipe? Observe o **Quadro 1** a seguir que mostra a composição de cada uma delas (BRASIL, 2023):

Quadro 11 – Modalidade das equipes multiprofissionais e suas respectivas categorias profissionais fixas.

MODALIDADE DE EQUIPES MULTIPROFISSIONAIS	CATEGORIAS PROFISSIONAIS FIXAS
eMULTI Ampliada	Assistente Social ou Farmacêutico(a) Clínico (a) ou Nutricionista ou Psicólogo(a)
	Fisioterapeuta ou Fonoaudiólogo(a) ou Profissional de Educação Física na Saúde ou Terapeuta Ocupacional
eMulti Complementar	Assistente Social ou Farmacêutico(a) Clínico(a) ou Nutricionista ou Psicólogo(a) Fisioterapeuta ou Fonoaudiólogo(a) ou Profissional de Educação Física na Saúde ou Terapeuta Ocupacional
eMulti Estratégica	Nutricionista ou Psicólogo(a)

Extraído de: BRASIL, 2023

Para concluir e refletir...

A Atenção Básica é a porta de entrada para o SUS. O nutricionista é o profissional responsável pela gestão das ações de alimentação e nutrição no SUS, fundamental para intervir nos aspectos de alimentação e nutrição das políticas públicas de saúde e articular com a equipe multiprofissional, ações de promoção, prevenção, tratamento e reabilitação da saúde em conjunto com a equipe multiprofissional, visando alimentação saudável, prevenção de DCNTs e agravos nas diversas fases da vida.

REFERÊNCIAS BIBLIOGRÁFICAS

BOSI, M. L. M.; PRADO, S. D. **Alimentação e Nutrição em Saúde Coletiva:** constituição, contornos e estatuto científico. Ciência & Saúde Coletiva, v. 16, n. 1, p. 7-17, 2011.

BRASIL. **Estratégia Saúde da Família**. Disponível em: https://www.gov.br/saude/pt-br/acesso-a-informacao/acoes-e-programas/estrategia-saude-da-familia. Acesso em: 27 jan. 2023.

BRASIL. **Estratégia Saúde da Família**. Disponível em: https://www.gov.br/saude/pt-br/composicao/saps/estrategia-saude-da-familia/. Acesso em: 27 jan. 2023.

BRASIL. **O papel do nutricionista na atenção primária à saúde** [organização Conselho Federal de Nutricionistas]. 3. ed. Brasília, DF: Conselho Federal de Nutricionistas, 2015.

BRASIL. **Portaria de Consolidação nº 1, de 2 de junho de 2021**. Consolidação das normas sobre Atenção Primária à Saúde. DOU: Brasília, 2 de junho de 2021.

BRASIL. **Portaria nº 2.436, de 21 de setembro de 2017**. Aprova a Política Nacional de Atenção Básica, estabelecendo a revisão de diretrizes para a organização da Atenção Básica, no âmbito do Sistema Único de Saúde (SUS). DOU: Brasília, 21 de setembro de 2017.

BRASIL. **Portaria nº 2.488-MS/GM, de 21 de outubro de 2011**. Aprova a Política Nacional de Atenção Básica, estabelecendo a revisão de diretrizes e normas para a organização da Atenção Básica, para a Estratégia Saúde da Família (ESF) e o Programa de Agentes Comunitários de Saúde (PACS). DOU: Brasília, 21 de outubro de 2011.

BRASIL. **Portaria nº 2.979, de 12 de novembro de 2019**. Institui o Programa Previne Brasil, que estabelece novo modelo de financiamento de custeio da Atenção Primária à Saúde no âmbito do Sistema Único de Saúde, por meio da alteração da Portaria de Consolidação nº 6/GM/MS, de 28 de setembro de 2017. DOU: Brasília, 12 de novembro de 2019.

BRASIL. **Portaria GM/MS nº 635, de 22 de maio de 2023**. Institui, define e cria incentivo financeiro federal de implantação, custeio e desempenho para as modalidades de equipes Multiprofissionais na Atenção Primária à Saúde. DOU: Brasília, 28 de maio de 2023.

BRASIL. **Portaria nº 648-MS/GM, de 28 de março de 2006.** Aprova a Política Nacional de Atenção Básica, estabelecendo a revisão de diretrizes e normas para a organização da Atenção Básica para o Programa Saúde da Família (PSF) e o Programa Agentes Comunitários de Saúde (PACS). DOU: Brasília, 28 de março de 2006.

BRASIL. **Resolução CFN nº 600, de 25 de fevereiro de 2018.** Brasília, DF, 2018.

JAIME, P. C. *et al.* Um olhar sobre a agenda de alimentação e nutrição nos trinta anos do Sistema Único de Saúde. Ciência & Saúde Coletiva, v. 23, p. 1829-1836, 2018.

RIGON, S. A.; SCHMIDT, S. T.; BÓGUS, C. M. **Desafios da nutrição no Sistema Único de Saúde para construção da interface entre a saúde e a segurança alimentar e nutricional.** Cadernos de Saúde Pública, v. 32, p. e00164514, 2016.

SALES, W. B. *et al.* **A importância da equipe NASF/AB-enfrentamentos e multidisciplinaridade:** uma revisão narrativa/crítica. Revista Eletrônica Acervo Saúde, n. 48, p. e3256-e3256, 2020.

VIEIRA, M. S. N.; MATIAS, K. K.; QUEIROZ, M. G. **Educação em saúde na rede municipal de saúde:** práticas de nutricionistas. Ciência & Saúde Coletiva, v. 26, p. 455-464, 2021.

CONSIDERAÇÕES FINAIS

O tema Alimentação e Nutrição no âmbito das políticas públicas, programas governamentais e estratégias vem sendo um grande desafio ao longo dos anos no Brasil. As ações e estratégias iniciais apresentavam um caráter assistencialista, eram fragmentadas e focadas na dimensão biológica da Alimentação, além de serem pouco eficientes. Marcadas por grandes mudanças no perfil populacional, desigualdades, pressão social e da comunidade científica, as políticas no contexto alimentar passam a ter um caráter social na garantia da Segurança Alimentar e Nutricional (SAN) e no cumprimento de direitos, como o Direito Humano à Alimentação Adequada (DHAA).

Para que uma pauta no contexto da Alimentação e Nutrição entre na agenda de políticas públicas, esforços conjuntos como os mencionados anteriormente e de mapeamento de problemas por meio de inquéritos de saúde, que iniciaram com a atuação de Josué de Castro em 1930 se fizeram e se fazem necessários. Neste aspecto, o Brasil conta com diversos estudos que permitem o acompanhamento, monitoramento e, com certeza, a reavaliação das políticas e programas já vigentes, como, por exemplo, o longevo e caso de sucesso PNAE, que contribuiu e contribui para garantia dos objetivos da PNSAN e o SISVAN e, no âmbito do SUS, para garantia dos objetivos da PNAN.

Fruto destes trabalhos, observam-se evidências científicas quanto à coexistência de três pandemias: desnutrição, obesidade e mudanças climáticas, que globalmente alertam para estratégias contínuas. No Brasil, considerando a desnutrição, ainda temos programas de carências de micronutrientes visando a suplementação, além de programas de transferência de renda.

Para obesidade, destacam-se ações recentes como o PROTEJA e paralelas como alterações na rotulagem. Mas ainda, incorre a necessidade de ações fortalecidas quanto às regulações de publicidade e propaganda, bem como a tributação de alimentos ultraprocessados. Estas ações são importantes devido ao seu consumo estar associado ao desenvolvimento de diversas DCNTs, além de se estabelecer como medida de fortalecimento do sistema alimentar adequado voltado para práticas de produção de alimentos sustentáveis, ambientes alimentares saudáveis e que garantam melhores escolhas alimentares e melhor qualidade de vida para população.

As ações de EAN e importantes instrumentos norteadores, como o Marco de Educação Alimentar e Nutricional para as Políticas Públicas e o Guia Alimentar para População Brasileira, documento referência para outros países, também entram como frente na promoção de ambientes alimentares saudáveis e sustentáveis e são fundamentais de modo a afetar positivamente na produção de alimentos, conhecimento e acesso a uma alimentação adequada e saudável e entram no combate as três pandemias.

Para efetivação destas ações, cabe um destaque especial aos nutricionistas, profissionais capacitados e habilitados, tendo como subárea de atuação os Programas em Nutrição em Saúde Coletiva, devidamente, estabelecida por meio da Resolução nº 600 de 2018 do CFN, que fazem cumprir as políticas públicas como a PNSAN e a PNAN.

Contudo, sabemos que os desafios são grandes e sua complexidade é ainda maior, há muito o que fazer! O alvo de políticas, programas e estratégias deve caminhar para a inclusão social e de assistência às principais necessidades da população, além da responsabilidade do Estado de promover o DHAA, incorporando às políticas públicas de alimentação e nutrição com diálogo intersetorial para sua plena implementação.